W0261800

Experimentelle Medizin, Pathologie und Klinik

Band 33

Herausgegeben von

F. Leuthardt · R. Schoen · H. Schwiegk · H. U. Zollinger

Caius Burri

Die einfachen Kreislaufgrößen beim chirurgischen Patienten

Mit 33 Abbildungen

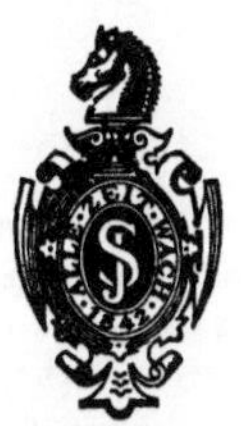

Springer-Verlag Berlin · Heidelberg · New York 1971

Privatdozent Dr. Caius Burri

Leiter der Abteilung für Unfallchirurgie der Universität Ulm

ISBN-13: 978-3-642-65155-7   e-ISBN-13: 978-3-642-65154-0

DOI:10.1007/ 978-3-642-65154-0

Vorwort

Der praktisch chirurgisch tätige Arzt — sei er in akademischer oder in nicht akademischer Stellung — wird nicht ohne einige Beklemmung Ausstellungen moderner Geräte zur elektronischen Patientenüberwachung und -behandlung durchschreiten. Selbst wenn er den verschiedenen Anwendungsvorschriften im allgemeinen zu folgen vermag, so werden seine physikalischen Kenntnisse zum Verständnis dieser Apparate oft nicht ausreichen. Was ihn aber am meisten bedrückt, ist die Tatsache, daß er die vom Apparat vermittelten Daten nur schwer mit den „einfachen" klinischen Kriterien vergleichen kann.

Besonders umstritten war in den letzten Jahren die Aussagekraft der Kreislaufgrößen Puls und Blutdruck. Messungen des Zentralvenendruckes, des Blutvolumens und des Herzminutenvolumens schienen bald einmal die einzigen „hoffähigen" Kreislaufkriterien. BURRI kommt das große Verdienst zu, mit großem Arbeitsaufwand und aus kritischer Sicht ein beachtliches eigenes Krankengut beobachtet und die Ergebnisse mit den verfügbaren Angaben aus der Literatur verglichen zu haben. Er gelangt dabei zum Schluß, daß Puls und Blutdruck meist eine relevante Aussage über wesentliche pathogenetische Momente des „schlechten Zustandes" — insbesondere über Änderungen des extracellulären Bedarfvolumens — machen lassen. Dies gilt vor allem für den als Schockindex bezeichneten Quotienten von Puls über Blutdruck, der vom Statistiker mit Hilfe von Regressionsgeraden einer kritischen Analyse unterzogen worden ist.

Es liegt dem Werke fern, einer Einschränkung des diagnostischen Spektrums in der Analyse der Vitalgefährdung das Wort zu reden. Überprüfung der Ventilation und des Stoffwechsels durch die Bestimmung der Blutgase und des Säurebasenhaushaltes behalten nach wie vor ihre Bedeutung. Die Kreislaufsituation kann indessen durch Feststellen von Blutdruck, Puls, Schockindex und zentralem Venendruck meist adäquat analysiert werden. Diese Parameter erlauben auch, die Therapie zu leiten und ihren Erfolg zu beurteilen. Es wird vom Kliniker dankbar empfunden werden, dazu im Einzelfalle die notwendige Belehrung und Dokumentation zur Hand zu haben. Der Schrift ist in allen chirurgischen Arbeitsstätten eine weite Verbreitung zu wünschen.

M. ALLGÖWER (Basel)

Inhaltsverzeichnis

A. Einleitung

Seit langem werden in der Klinik anhand von Messungen des arteriellen Blutdrucks, der Herzfrequenz, der stündlichen Urinausscheidung, sowie der Beurteilung der peripheren Zirkulation kritische Kreislaufzustände diagnostiziert und behandelt. Die Erweiterung der diagnostischen Möglichkeiten durch die Bestimmung der zirkulierenden Blutmenge, des Druckes im oberen Hohlvenensystem und in der Arteria pulmonalis und des Herzzeitvolumens, sowie die Erkenntnis, daß im Schock der Gewebsperfusion die maßgebende Bedeutung zukommt, ließ verschiedene Autoren den Wert der einfachen Kreislaufgrößen in Zweifel ziehen. Die erweiterten diagnostischen Maßnahmen, die Messung des Blutvolumens, des Herzzeitvolumens und des Pulmonalisdruckes verlangen einen bedeutenden zeitlichen und materiellen Aufwand, ihre Anwendung ist demnach im Kriege, bei Massenkatastrophen und am kleinen Spital selten möglich. Es gilt deshalb in derartigen Situationen, ein Maximum an Informationen aus den leicht zugänglichen Kreislaufgrößen herauszuholen. Vorangegangene Untersuchungen über die Beziehung zwischen Blutverlust und Blutdruck sowie Puls hatten eine Verbesserung der Aussagekraft dieser beiden Kriterien durch die Bildung des Quotienten $\frac{\text{Puls}}{\text{syst. Blutdruck}}$ (Schockindex) ergeben.

In dieser Arbeit soll deshalb neben der Beurteilung der Aussagekraft von Blutdruck und Puls beim chirurgischen Patienten auch die Bedeutung des Schockindexes und der technisch einfachen und in kürzester Zeit durchführbaren Messung des zentralen Venendruckes untersucht werden. Das zu diesem Zwecke gesammelte und ausgewertete Krankengut stammt zum größten Teil aus dem Kantonspital Chur aus den Jahren 1963—1967 und aus der Chirurgischen Abteilung des Bürgerspitals der Universität Basel aus den Jahren 1968/69.

B. Geschichte

I. Pulsmessung

Die erste uns heute bekannte Darstellung einer Pulsuntersuchung stammt aus dem alten Ägypten um das Jahr 1550 v. Chr. und ist auf dem Eberpapyrus festgehalten. Eine entsprechende Interpretation der erhobenen Befunde ist nicht überliefert.

Die alten Chinesen fühlten den Puls an verschiedenen Körperstellen, benötigten dazu $^1/_2$—3 Std und schlossen aus dem Resultat der Untersuchung
auf Ätiologie, Diagnose und Prognose der vorliegenden Erkrankungen. Als
Norm galt ein Puls-Atmungsverhältnis von 4 : 1 [41].

Die Griechen sahen in den Pulsschwankungen die rhythmischen Anstren-
gungen eines Lebensgeistes, dem Körper zu entweichen. PRAXAGORAS VON
COS schrieb um 400 v. Chr. die erste wissenschaftliche Abhandlung über den
Puls und HEROPHILUS VON ALEXANDRIEN maß die Frequenz mit Hilfe einer
Wasseruhr [41]. GALEN verfaßte nicht weniger als 17 Essays über diese
Untersuchung, wobei er aber nicht die Zahl, sondern nur die Qualität der
Pulsschläge berücksichtigte [41]. Über PAUL VON ÄGINA, der 72 verschie-
dene Pulsarten unterschied, RHAZES (9. Jh.), JOSEF STRUTHIUS und Kardinal
CUSANUS führt die Geschichte zu JOHANN HERMANN KEPLER (1571—1630),
der die Pulszahl in engem Zusammenhang mit dem Kopernikanischen Kosmos
sah, deshalb glaubte, der Normalwert liege bei 60 Schlägen in der Minute,
bei den meisten Patienten aber eher 70 und mehr Schläge zählen mußte [41].
Abgeleitet von den Beobachtungen GALILEO GALILEIs an einer pendelnden
Altarlampe im Dom zu Pisa entstand die Pendeluhr, die im sog. Pulsilogium
von SANCTORINUS ihren Niederschlag fand [29]. Das Gewicht des Pendels
war in seiner Höhe verstellbar, es wurde durch senkrechtes Verschieben in
Übereinstimmung mit der Pulsfrequenz gebracht und die Pulszahl auf einer
geeichten Skala abgelesen. Eine Weiterentwicklung dieses Gerätes stellt die
von HUYGENS 1675 konstruierte Pendeluhr dar. Die Beobachtungen von
Sir JOHN FLOYER, festgehalten in „The Physicians pulse watch" (London
1770), bedeuten einen Höhepunkt in der Geschichte der Pulsmessung: Dieser
Gelehrte konstruierte eine „pulse watch", die eine Minute lang lief und bei
Hausbesuchen ans Krankenbett genommen werden konnte. FLOYER gab als
langsamste Frequenz 55, als schnellste 132 Schläge in der Minute an, die
Norm lag zwischen 70 und 75 [41].

Die weiteren Wissenschaftler der ersten Hälfte des 18. Jh. fielen in ihren
Beobachtungen und Veröffentlichungen auf HEROPHILUS oder gar auf die
alten Chinesen zurück. Erst MATHEW DOBSON beschäftigte sich 1776 wieder
mit der Pulsfrequenz, und zwar beim Diabetiker, während PARRY im gleichen Jahre bei Thyreotoxikosen Tachykardien um 156 feststellte. 1793 beobachtete THOMAS SPENS einen Patienten mit einer Herzfrequenz von 9—24
Schlägen in der Minute. Als Ursache dieser Bradykardie nahm er ein Hirn-
leiden an, da er bei der Autopsie am Herzen keinerlei Veränderungen wahr-
nehmen konnte. Der Kardiologe JEAN SENAC und HALLER folgten in ihren
Interpretationen JOHN FLOYER, während GRAVES (1796—1853) eine Lageabhängigkeit der Herzfrequenz feststellte.

JAMES MACKENZIE gelang es schließlich, gleichzeitig Venen-, Arterien-
und Herzpuls aufzuzeichnen [41]. Mit den Beobachtungen FISCHERs (1870),
der beim schockierten Patienten eine Tachykardie mit entsprechenden qua-

litativen Pulsveränderungen feststellte [16], ist die Verbindung zur heutigen Medizin hergestellt.

II. Blutdruckmessung

1628 veröffentlichte William Harvey (1576—1652) in „De motu cordis et sanguinis" seine Beobachtungen über die Dynamik des Herzens und des Kreislaufs. Über 100 Jahre später erfolgten die ersten Blutdruckmessungen: Der englische Physiologe Stephen Hales schob 1733 eine gläserne Steigröhre in die linke Arteria femoralis des Pferdes und stellte einen Anstieg der Blutsäule um 8 ft. und 9 in. über den linken Ventrikel fest. Dabei registrierte er pulsatorische Schwankungen um 3 in. [11].

In seinen „Recherches sur la force du cœur aortique", die 1828 in Paris erschienen, stellte J. L. M. Poiseuille das erste Quecksilbermanometer, dem er den Namen Hämodynamometer gegeben hatte, vor. Thomas Young entwickelte 1807 das Kymographium und 1847 verband Ludwig das Poiseuillesche Gerät durch einen der Quecksilbersäule aufgesetzten schwimmenden Zeiger mit dem Kymographen. Die geschriebene Blutdruckregistrierung war damit Wirklichkeit geworden [29]. Karl Vierroth bestimmte 1855 den Druck in der Radialis durch Auflegen von Gewichten [29]. Der deutsche Ritter von Basch [5] erweiterte die Möglichkeiten der Druckmessung durch ein auf die Radialis aufgebrachtes Gummikissen, das mit Wasser gefüllt und mit einem Manometer verbunden wurde (1881). Zurück zur blutigen Messung führten die Untersuchungen von Chaveau u. Marey (1860), die einem Pferd einen Katheter ins Herz vorschoben und so die Druckverhältnisse in verschiedenen Abschnitten des Kreislaufs feststellten [29]. Fast 70 Jahre später (1929) fand Forssmann im Selbstversuch den Mut, beim Menschen einen Katheter durch die Armvene ins rechte Herz vorzuschieben. Er empfahl dieses Vorgehen jedoch zur intrakardialen Injektion von Medikamenten, um die direkte Ventrikelpunktion zu umgehen und nicht zur Druckmessung [17]. Die heute auf der ganzen Welt verwendete Blutdruckmanschette in Verbindung mit einem Manometer wurde im Jahre 1896 von Riva-Rocci angegeben [29].

III. Blutvolumenbestimmung

Im Jahre 1733 stellte Stephen Hales fest, daß eine rasche Blutentnahme von 2,7% des Körpergewichtes am Pferd letal wirkte. Er schätzte das gesamte zirkulierende Blutvolumen dieser Tiere auf mehr als 4,6—5,2% ihres Körpergewichtes [11]. 125 Jahre später injizierte Valentin lebenden Tieren destilliertes Wasser und errechnete das Volumen entsprechend der Verdünnung der gesamten festen Blutbestandteile [42].

Lehmann u. Weber versuchten 1853 die ersten Messungen am Menschen: Sie wuschen bei zwei Enthaupteten die Gefäße mit Wasser aus und kamen dabei auf eine Blutmenge um 120 ml/kg Körpergewicht [32]. 1909 berechneten BARRATT u. YORKE das Plasmavolumen mit Hilfe von Hämoglobin-Injektionen an Kaninchen [4], 1910 ABDERHALDEN u. SCHMID [1] mit Dextrin an Hunden: Sie kamen dabei bei drei Tieren auf Werte um 60 ml/kg Körpergewicht, wobei das normale Plasmavolumen für den Hund heute mit 48 ml/kg Körpergewicht angegeben wird.

Als erster benutzte KEITH [30] im Jahre 1915 eine klinisch brauchbare Farbstoffverdünnungsmethode (Vitalrot). Der Durchschnitt von 42 Männern lag bei 48,1 ml/kg Körpergewicht, was einen durchaus brauchbaren Mittelwert darstellt. 5 Jahre später prüften DAWSON, EVANS u. WHIPPLE [12] 29 verschiedene Farbstoffe mit langsamer Verschwinderate. Die am Hund getesteten Präparate ergaben mit einigen Ausnahmen übereinstimmende Resultate. Die Autoren empfahlen das „Evansblue" als Farbstoff der Wahl, da diese Substanz auch bei Hämolyse verwertbare Resultate gab. „Evansblue" ist mit der Typenkennzeichnung T 1824 (Orthotolidin in Kombination mit 2 Mol. 1,8-Amidonaphthol, 2,4-Disulfonsäure) identisch.

SELIGMAN u. FINE [39] beschrieben als erste die Isotopentechnik zur Plasmavolumenbestimmung (1943). Sie verwendeten dabei mit radioaktivem Schwefel (^{35}S) markierte Plasmaproteine.

Die Messung des Erythrocytenvolumens erfolgte bereits 1882 durch GRÉHAUT u. QUINQUAND [25] durch mit Kohlenmonoxyd markierten roten Blutkörperchen. HAHN u. Mitarb. verwendeten dazu ^{59}Fe und ^{32}P (1940). Die heute übliche Methode mit ^{51}Cr stammt von GRAY u. STERLING [24] (1950). Mit der Möglichkeit, das zirkulierende Blutvolumen mittels ^{131}J markiertem Albumin halbautomatisch (Volemetron von WILLIAMS u. FINE, 1961) zu bestimmen, ergab sich eine Routinemethode für den täglichen klinischen Gebrauch [44].

IV. Venendruckmessung

Die ersten Messungen des Venendruckes gehen ebenfalls auf den englischen Physiologen STEPHEN HALES (1733) zurück. Dieser bedeutende Wissenschaftler bestimmte den Druck in der Vena jugularis externa des Pferdes, des Schafes und des Hundes und erhielt für Hund und Schaf Werte von 0—5^1/$_2$, für das Pferd um 12 in. [11]. FREY [18] berichtete 1902 über die ersten Messungen am Menschen. Der deutsche Ritter VON BASCH, der bereits 1881 die Messung des Radialispulses mit Gummikissen und Manometer beschrieben hatte, dehnte seine Untersuchungen 1906 auf den Venendruck aus [5]. Mit einer ähnlichen Methode, nämlich mit Druckpelotte, Glasplatte und Manometer bestimmte 1910 v. RECKLINGHAUSEN [37] den Druck in den peripheren Venen und stellte dabei die Lageabhängigkeit dieser Meßgröße fest. MORITZ u. v. TABORA [35] nahmen 1910 die blutige Methodik STEPHEN HALES wieder auf, indem sie mit einem Glasmanometer den Druck in der Vena cubitalis maßen und in Beziehung zu den Druckverhältnissen im Herzen, in der Aorta und im Lungenkreislauf setzten. In der Folge waren es vor allem Physiologen und Internisten, die den Venendruck in Zusammenhang mit Herz- und Kreislauferkrankungen brachten. Hohe Werte bedeuteten dabei generell Herzinsuffizienz, ein Absinken des ZVD nach Digitalistherapie, Rekompensation des Herzens. Daneben wurden Beziehungen des Venendrucks zu allen möglichen Erkrankungen gesucht: Hypertonie, Störungen der Vasomotorik, Lungenleiden und sogar Geisteskrankheiten. Während bereits MORITZ u. v. TABORA die Zusammenhänge zwischen Venendruck und Gefäßfüllungszustand beobachtet hatten, erwähnte ARNOLDI (1920) erstmals eine Korrelation zwischen Venendruck und zirkulierendem Blutvolumen [3]. Anhand von 1500 Messungen konnte schließlich BRANDT (1931) die Abhängigkeit des Venendruckes vom Blutvolumen nachweisen [7]. Direkte Druckvolumenbeziehungen beschrieben auch GIBSON u. EVANS (1937) sowie vor allem GAUER u. HENRY [19—23]. Die von FORSSMANN [17] durchgeführte Katheterisierung des rechten Herzens (1929) schaffte die erste Voraussetzung für die zentrale Venendruckmessung. Die Einführung von Kunststoffkathetern durch MEYERS im Jahre 1945 erweiterte die klinische Anwendbarkeit dieses Vorgehens [34]. Dieser Autor benutzte die eingelegten Katheter jedoch zur parenteralen Ernährung von Kindern, kontinuierliche Messungen des zentralen Venendruckes wurden erst 10 Jahre später, insbesondere durch GAUER u. HENRY [19—23] durchgeführt. Die Entwicklung der Venendruckmessung mit der entsprechenden Meßmethodik und dem Normbereich der einzelnen Autoren ist in Tabelle 1 dargestellt.

Tabelle 1. *Übersicht über die geschichtliche Entwicklung der Venendruckmessung*

Autoren	Lit.	Jahr	Technik	Normbereich
HALES	[11]	1733	Flüssigkeitsmanometer	Pferd 12 in. Hund 0—5$^1/_2$ in.
FREY	[18]	1902	Druckpelotte	10—25 g
v. BASCH	[5]	1904	Druckpelotte	4— 8,3 mm Hg
v. RECKLINGHAUSEN	[37]	1906	Pelotte u. Manometer	2—12 cm H_2O
MORITZ u. v. TABORA	[35]	1910	Flüssigkeitsmanometer	8—12 cm H_2O
CLARK	[9, 10]	1915	Druckkapsel	5—16 cm H_2O
ARNOLDI	[3]	1920	Flüssigkeitsmanometer	8—11 cm H_2O
RUNGE	[38]	1924	Flüssigkeitsmanometer	4— 6 cm H_2O
TAYLOR	[40]	1930	Flüssigkeitsmanometer	4—10 cm H_2O
BRANDT	[7, 8]	1931	Flüssigkeitsmanometer	5—10 cm H_2O
HERBST	[26]	1934	Transmissionsmanometer	4— 8 cm H_2O
BERGER	[6]	1937	Flüssigkeitsmanometer	8 cm H_2O
LYONS	[33]	1938	Flüssigkeitsmanometer	5—15 cm H_2O
LANDIS	[31]	1950	Statham	5—10 cm H_2O
PIERCE	[36]	1953	Statham	5—12 cm H_2O
GAUER	[19, 21]	1956	Statham	5—15 cm H_2O
GAUER	[20]	1960	Flüssigkeitsmanometer	3—15 cm H_2O
FEURSTEIN	[13]	1962	Flüssigkeitsmanometer	6 cm H_2O
FEURSTEIN	[14]	1965	Flüssigkeitsmanometer	4—16 cm H_2O

Literatur

1. ABDERHALDEN, E., SCHMID, J.: Bestimmung der Blutmenge mit Hilfe der „Optischen Methode". Z. Physiol. Chem. **66**, 120 (1910).
2. ALLGÖWER, M., BURRI, C.: Schockindex. Dtsch. med. Wschr. **43**, 1947 (1967).
3. ARNOLDI, W.: Über den Druck im Venensystem. Dtsch. med. Wschr. **46**, 4 (1920).
4. BARRATT, J. O. W., YORKE, W.: A method of estimating of total volume of blood contained in the living body. Proc. roy. Soc. **81**, 381 (1909).
5. v. BASCH, S. R.: Apparat zum Messen des Venendruckes am Menschen. Wien. med. Presse **20**, 1 (1964).
6. BERGER, A. R.: The value of direct venous pressure estimations in ambulatory cardiac patients. Amer. Heart J. **13**, 440 (1937).
7. BRANDT, F.: Die Abhängigkeit des Venendruckes von der Größe der zirkulierenden Blutmenge, zugleich ein Beitrag zur Frage seiner klinischen Bedeutung. Z. klin. Med. **116**, 398 (1931).
8. — KATZ, G.: Über den hohen Venendruck des Hypertonikers. Z. ges. exp. Med. **77**, 247 (1931).
9. CLARK, A. H.: A study of the diagnostic and prognostic significance of venous pressure observations in cardiac disease. Arch. intern. Med. **16**, 587 (1915).
10. — HOOKER, D. R., WEED, L. H.: The hydrostatic factor in venous pressure measurements. Amer. J. Physiol. **109**, 166 (1934).
11. DAWSON, P. M.: Stephen Hales the physiologist. Johns Hopk. Hosp. Bull. **160**, 233 (1904).
12. DAWSON, A. B., EVANS, H. M., WHIPPLE, G. H.: Behavior of a large series of dyes introduced into the circulating blood. Amer. J. Physiol. **51**, 232 (1920).
13. FEURSTEIN, V.: Akute Hämorrhagie. Klin Med. **3**, 178 (1962).
14. — Grundlagen und Ergebnisse der Venendruckmessung zur Prüfung des zirkulierenden Blutvolumens. Berlin-Heidelberg-New York: Springer 1965.
15. FINE, J., SELIGMAN, A. M.: A study of the problem of lost plasma in haemorrhagic, tourniquet and burn shock by the use of radioactive iodoplasma protein. J. clin. Invest. **23**, 720 (1944).
16. FISCHER, H.: Über den Schock. Slg. klin. Vortr. (R. VOLKMANN) Nr. 10, 1870.
17. FORSSMANN, W.: Die Sondierung des rechten Herzens. Klin. Wschr. **8**, 2085 (1929).
18. FREY, A.: Über die Bedeutung der Venendruckmessung bei der diätetisch-physikalischen Behandlung der Kreislaufstörungen. Dtsch. Arch. klin. Med. **73**, 510 (1902).
19. GAUER, O. H.: Die Wechselbeziehungen zwischen Herz- und Venensystem. Verh. dtsch. Ges. Kreisl.-Forsch. **22**, 61 (1956).
20. — Kreislauf des Blutes. In: Lehrbuch der Physiologie des Menschen. Hrsg.: Landois-Rosemann. München 1960, S. 65.
21. — Henry, J. P.: Beitrag zur Homöostase des extraarteriellen Kreislaufs. Volumenregulation als unabhängiger physiologischer Parameter. Klin. Wschr. **34**, 356 (1956).
22. — — SIEKER, H. O.: Changes in central venous pressure after moderate hemorrhage and transfusion in man. Circulat. Res. **4**, 79 (1956).
23. GAUER, O. H., SIEKER, H. O.: The continuous recording of central venous pressure changes from an arm vein. Circulat. Res. **4**, 74 (1956).
24. GRAY, S. J., STERLING, K.: Determination of circulating red cell volume by radioactive chromium. Science **112**, 179 (1950).

25. Gréhaut, U., Quinquand, in Erlanger, J.: Blood volume and its regulation. Physiol. Rev. I, 177 (1941).
26. Herbst, R.: Die funktionellen Schwankungen des Venendruckes. Z. ges. exp. Med. 92, 78 (1934).
27. Hahn, P. F., Hevesy, G.: A method for blood volume determination. Acta physiol. scand. 1, 3 (1940).
28. — Bale, W. F., Lawrence, E. O., Whipple, G. H.: Radioactive iron and its metabolism in anemia. J. exp. Med. 69, 739 (1939).
29. Keele, K. D.: The evolution of clinical methods in medecine. London: Pitman Med. Publ. Co. 1963.
30. Keith, N. M., Rowntree, L. G., Geraghty, J. T.: A method for the determination of plasma and blood volume. Arch. intern. Med. 16, 547 (1915).
31. Landis, E. M., Hortenstine, J.: Functional significance of venous blood pressure. Physiol. Rev. 30, 1 (1950).
32. Lehmann, H., Weber, R., in: Human Physiology I., cit. by Luciani. London: McMillan. 1911.
33. Lyons, R. H., Kennedy, J. A., Burwell, C. S.: The measurement of venous pressure by the direct method. Amer. Heart J. 16, 675 (1938).
34. Meyers, L.: Intravenous Catheterization. Amer. J. Nursing 45, 930 (1945).
35. Moritz, F., v. Tabora, D.: Über eine einfache Methode beim Menschen, den Druck in oberflächlichen Venen exakt zu bestimmen. Dtsch. Arch. klin. Med. 98, 475 (1910).
36. Pierce, V. K., Boyan, C. P., Masterson, J. G.: Studies on venous pressure in patients undergoing major surgical procedures. Surg. Gynec. Obstet. 96, 310 (1933).
37. v. Recklinghausen, H.: Unblutige Blutdruckmessung. Arch. exp. Pathol. Pharmakol. 59, 412 (1906).
38. Runge, H.: Über den Venendruck in Schwangerschaft, Geburt und Wochenbett. Arch. Gynäk. 122, 142 (1924).
39. Seligman, A. M., Fine, J.: Traumatic shock I. The production of radioactive plasmaprotein from aminoacids containing radioactive sulter. J. clin. Invest. 22, 265 (1943).
40. Taylor, F. A., Thomas, A. B., Schleiter, H. G.: A direct method for the estimation of venous blood pressure. Proc. Soc. exp. Biol. (N. Y.) 27, 867 (1930).
41. Townsend, G. L.: Sir John Floyer and his study of pulse and respiration. J. Hist. Med. allied Sci. 22, 274 (1967).
42. Valentin, H., cit. in Lawson, H. C.: The volume of blood a critical examination of methods for its measurement. In: Handbook of Physiology, Circulation I. Washington: Amer. Physiol. Soc. p. 23. 1965.
43. Welcker, M., Valentin, K., in Erlanger, J.: Blood volume and its regulation. Physiol. Rev. I, 177 (1941).
44. Williams, J. A., Fine, J.: Measurement of blood volume with a new apparatus. New Engl. J. Med. 264, 842 (1961).

C. Meßmethoden

I. Pulsmessung

Bei der Beurteilung des Pulses erlangen zwei Kriterien Bedeutung, die Frequenz und die Qualität. Die Qualität des Pulses ist abhängig vom Leistungszustand des Myokards, der Beschaffenheit der Arterienwand, dem zirkulierenden Blutvolumen usw. und ist mit einer relativ aufwendigen graphischen Registrierung einer Analyse zugänglich.

Unser hauptsächliches Interesse im Rahmen dieser Arbeit gilt den quantitativen Veränderungen der Herzfrequenz unter physiologischen und pathologischen Bedingungen: Sie kann peripher digital, sphygmographisch, plethysmographisch oder photoelektrisch (SEELINGER [138]), zentral akustisch oder elektrokardiographisch erhoben werden.

Im täglichen klinischen Gebrauch steht die digitale Messung im Vordergrund. Das Hauptanwendungsgebiet der Sphygmographie ist die Darstellung von Pulskurven und die Ermittlung der Pulswellengeschwindigkeit, dasjenige der Plethysmographie die Beurteilung der Durchblutungsverhältnisse einer Extremität.

Bei der Verwendung von photoelektrischen Geräten wird der periphere Puls von einem Pulsreceptor mit Glühlämpchen und Photowiderstand abgetastet, der Füllungszustand des Gewebes dient zur Signalbildung. Auf diesem Prinzip beruhen die photoelektrische Durchlicht- und Reflexabnahme (SEELINGER [138]). Man fixiert die kleinen Impuls- und Receptorgeräte an einer Fingerbeere oder am Ohrläppchen. Die Impulse werden elektrisch vom Receptor auf den Monitor übertragen, wo die Herzfrequenz optisch und akustisch erfaßt werden kann.

Die zentrale Messung der Herzfrequenz erfolgt akustisch oder elektrokardiographisch. Die elektrokardiographische Methode gestattet eine kontinuierliche Messung: Von Brustwandelektroden werden die Impulse auf einen Monitor übertragen, der die Frequenz auf einer Linearanzeigeskala ablesen läßt. Die heute üblichen Geräte erfassen als Impuls den Anstieg der QRS-Zacke. Sie sind volltransistorisiert und meistens mit EKG-Schreiber (oscillographisch oder Papier) sowie optischer und akustischer Signalanlage kombiniert. Zusätzliche Anschlüsse ermöglichen die Verwendung eines Oscilloskopes und eines Schnellschrift-Direktschreibers. Ihr Meßfehler ist kleiner als ± 3% des Skalenumfanges.

Die zentrale Messung der Herzfrequenz ist der peripheren vorzuziehen, da bei Störung des Herzreizleitungssystems der periphere Puls nicht der Herzfrequenz entspricht. Er kann beim schockierten Patienten oft nur unsicher getastet werden, wogegen die Herzfrequenz zentral mit Sicherheit meßbar bleibt. Die photoelektronischen Methoden mit Receptoren an den Gliedmaßen erweisen sich bei unruhigen Kranken als ungünstig, da die Meßfühler störanfällig sind und auf Bewegungen mit Sicht- und Tonsignalen reagieren. Zudem sind diese empfindlichen und aufwendigen Geräte bei Patienten mit Zentralisation des Kreislaufes nicht leistungsfähig genug (LAWIN [97]). Aber auch bei der Langzeit-EKG-Überwachung bestehen technische Probleme: Artefakte im EKG mit falschen Meßimpulsen können durch Lockerung der Elektroden bei Eintrocknen des Elektrodengels, durch starre Elektroden oder zu dicke Kabel entstehen (SCHAEFER [133]). Kleine, flexible Elektroden mit dünnem Verbindungskabel vermindern diese Vorfälle und erhöhen damit den Wert dieser Meßtechnik.

II. Blutdruckmessung

Der arterielle Blutdruck kann direkt (blutig) oder indirekt gemessen werden. Die klinische Bestimmung bezieht sich auf die Druckwerte in der Arteria brachialis resp. radialis.

Die *indirekte Messung* besitzt den Vorteil, auf unblutigem, für den Patienten gefahrlosem Weg, ohne größeren technischen Aufwand durchführbar zu sein. Die indirekte Messung des arteriellen Blutdruckes geschieht nach dem von RIVA-ROCCI 1896 angegebenen Verfahren.

Zur blutigen Messung legt man eine Kanüle oder einen Plastikschlauch in die Arteria cubitalis oder radialis durch Freilegung oder Punktion ein. Sie wird mit dem Meßgerät verbunden und das System mit einer heparinisierten Lösung (Ringer-Lactat) gefüllt. Als Meßgerät dient ein Quecksilbermanometer, ein Druckwandler nach dem Dehnungsmeßstreifenprinzip oder aber induktive oder kapazitive Wandler.

Für die Dauerüberwachung eines schwerkranken Patienten werden heute automatische Geräte verwendet, die nach der indirekten oder der direkten Meßmethode arbeiten: Zur unblutigen Messung des Blutdruckes legt man die Manschette um den Oberarm des Patienten und befestigt darunter als Tonabnehmer ein Körperschallmikrophon. Eine eingebaute Pumpe füllt die Manschette bis zu einem wählbaren Druck (Maximum 300 mm Hg). Anschließend erfolgt automatisch das Ablassen der Druckluft aus der Manschette, die Korotkoffschen Geräusche werden durch das piezoelektrische Körperschallmikrophon aufgenommen und als systolischer und diastolischer Druck registriert. 2,5 sec nach dem zweiten Geräusch wird die Manschette vollständig entlüftet. Zur Registrierung dienen Kompensationspunktdrucker oder -linienschreiber. Die Messungen lassen sich mit Hilfe einer eingebauten Schaltuhr in wählbaren zeitlichen Abständen von 5—100 min stufenlos wiederholen. Nach diesem Prinzip arbeiten die Geräte von Hellige, Röntgen-Müller und Siemens (Modifikation). Der Apparat von Godar verfügt über eine Doppelmanschette und registriert die druckbestimmenden Pulsationen, ist also von den Korotkoffschen Tönen unabhängig. Das Festhalten der bei der blutigen Messung ermittelten Werte geschieht über einen Druckwandler in einem automatischen Gerät mit Schnellschreiber, Punktdrucker oder Kompensationslinienschreiber.

Die Nachteile der Messung nach RIVA-ROCCI sind der personelle Aufwand und die Fehlermöglichkeiten der Manschettentechnik. Bei diesem Vorgehen kann bei Muskelarbeit, nach Adrenalininjektion, bei Hyperthyreose oder Aorteninsuffizienz das zweite Geräusch bis zum Manschettendruck 0 erhalten bleiben, so daß andere Meßmethoden zur Bestimmung des diastolischen Druckes herangezogen werden müssen (MOELLER [111]). Zu hohe systolische und diastolische Drucke werden gemessen, wenn die Manschette im Verhältnis zum Armdurchmesser zu schmal ist, da zusätzliche Spannungen auftreten. Dieser Fehler kann bis 40 mm Hg betragen (LUTZ [104], MOELLER [111]). Zur Messung des Blutdruckes beim Erwachsenen sollten demnach Manschetten mit einer Breite von mindestens 13 cm, bei großem Oberarmumfang bis 18 cm Breite verwendet werden. Bei der automatischen Messung können zudem Störungen bei unruhigen Patienten auftreten, die jedoch bei modernen Geräten durch eine Artefaktsicherung weitgehend vermieden werden.

Das Einlegen einer Kanüle in die Radialis gelingt dem Geübten relativ leicht. Freilegung der Gefäße und retrogrades Einlegen eines Katheters sind mit den Risiken der Infektion und definitiven Gefäßschädigung verbunden: JERESATY [80] beobachtete nach 203 Katheterisierungen der Arteria cubitalis in 28% der Fälle Gefäßschäden an der Arteria brachialis, die eine spätere auskultatorische Blutdruckmessung unmöglich machten. In 4% war überhaupt kein Radialispuls mehr nachweisbar. Durch Verbesserung der Einlegetechnik konnte BRADLEY [19] die Komplikationsrate vermindern, mußte aber auch sekundäre Eingriffe zur Erhaltung der Zirkulation in der Arteria brachialis vornehmen. Eine weitere Verbesserung soll der Reservoirkatheter von WIRBATZ u. KAUFMANN [165] darstellen. Das Druckwandler-Meßprinzip schließlich verlangt zur zuverlässigen Blutdruckbestimmung regelmäßige Eichungen und absolute Luftleere des Systems. Beim Reinigen können die hochempfindlichen Druckkammern leicht beschädigt oder zerstört werden (LUTZ [104]).

III. Bestimmung des Schockindex $\left(= \text{Quotient aus } \dfrac{\text{Puls}}{\text{syst. RR}} \right)$

Zur Errechnung des Koeffizienten $\dfrac{\text{Puls}}{\text{syst. Blutdruck}}$ können die Werte, die nach den verschiedenen Verfahren der Puls- und Blutdruckbestimmung erhalten wurden, eingesetzt werden. Die zuverlässigsten Einzelbestimmungen ergeben auch den sichersten Wert für den Schockindex.

IV. Blutvolumenbestimmung

Wie die geschichtliche Übersicht über die Messung des Blutvolumens zeigt, haben die Physiologen längst brauchbare Methoden zur direkten Bestimmung der zirkulierenden Blutmenge ausgearbeitet. Es bedeutet allerdings eine grobe Vereinfachung, die Blutgefäße eines Lebewesens als ein geschlossenes System zu betrachten, in dem das Blutvolumen eingeschlossen ist. Das dynamische Gleichgewicht des intravasalen und des extra- sowie intracellulären Raumes ist aber so gut bewahrt, daß diese Vereinfachung brauchbare Werte liefert (ALLGÖWER [2]). Die sichersten Werte für das gesamte Blutvolumen (BV) ergeben sich aus der getrennten Messung von Plasma (PV) und Erythrocytenvolumen (EV):

$$BV = PV + EV.$$

Dieses Vorgehen ist für den klinischen Gebrauch aufwendig und zeitraubend, so daß man sich in den meisten Fällen am Krankenbett auf die Messung der einen Größe beschränkt. Die gebräuchlichsten Methoden zur Bestimmung des PV beruhen auf dem Verdünnungsprinzip. Die Testsubstanzen sind dabei Farbstoffe oder Isotope. Als Farbstoff der Wahl wird das Evansblue $=$ T 1824 angesehen, die meist verwendeten Isotope sind ^{131}J (RIHSA $=$ radioactive iodinated human serum albumine) und ^{125}J (Bengalrot-^{125}J). Diese Stoffe mischen sich mit dem Gesamtplasma innerhalb weniger Minuten. Aus der Konzentration der nach einer bestimmten Zeit entnommenen Testsubstanz wird unter Einbezug des Hämatokrits (Hkt) das zirkulierende Blutvolumen errechnet.

Einen umfassenden Überblick über die Möglichkeiten der Volumenbestimmung sowie über die physikalischen und biologischen Eigenschaften der verschiedenen Substanzen, die sich zur Messung der zirkulierenden Blutmenge eignen, gibt LAWSON [98].

Wir verwenden zur Volumenmessung seit mehreren Jahren das 1961 von WILLIAMS u. FINE [159] konstruierte Volemetron [2, 3, 61—64]. Dieses Gerät erlaubt in relativ einfacher und rascher Weise die Bestimmung des PV mit ^{131}J und des EV mit ^{51}Cr. Wir beschränken uns indessen aus Zeitgründen auf die Verwendung von radioaktivem Jod. Einwände gegen diese Methode, wie sie von DAGHER [35] vorgebracht wurden, konnten durch GRUBER [63, 64] widerlegt werden. Um eine vollständige Durchmischung des Blutes mit der Markiersubstanz sicherzustellen, wären Messungen nach 10, 20 und 30 min von Vorteil. FLANAGAN [53], WILLIAMS [160], WILLIAMS u. FINE [159] erachten jedoch eine Mehrfachbestimmung in den meisten Fällen als überflüssig.

Die technisch einfachen Meßvorgänge durch das Volemetron (^{131}J) mit Vollblut sind hämatokritunabhängig und in 10—15 min durchführbar.

Wir erachten die folgenden Faktoren als Quellen für Fehlbestimmungen:
a) von seiten der Messung:
  1. Statistische Variablen, die jeder Messung anhaften.
  2. Volumetrische Fehler durch Variation der Proben.
  3. Defekt am Gerät.
  4. „Unsaubere" Dosen.
  5. Verunreinigungen der Blutproben.
  6. Verwechslung der Blutproben.
  7. Verwendung von nicht standardisierten Reagenzgläsern.
  8. Verlust von Radioaktivität bei der Injektion.
  9. Verunreinigung der Meßstellen am Gerät.
b) von seiten des Patienten:
  1. Zirkulationsstörung mit verzögerter Durchmischung.
  2. Massiver Volumenverlust während der Messung.

Die Messung des zirkulierenden Blutvolumens ist dank der Verwendung des Volemetron-Gerätes einfach, dabei ist aber die Technik sicher zu beherrschen, denn bei unsauberem Vorgehen unterlaufen Fehler, die unbrauchbare Werte liefern. Liegt das erhaltene Resultat weit außerhalb der Norm, wird der Irrtum in den meisten Fällen erkannt. Erhält man aber beispielsweise durch Verlust von RIHSA vor der Injektion an einem hypovolämischen Patienten einen falsch hohen Meßwert, können die Folgen schwerwiegend sein. Unter unseren ersten 800 Bestimmungen am Kantonsspital Chur, die von 21 verschiedenen Personen ausgeführt worden waren, erhielten wir 35mal (4,38%) Resultate über 10 Liter. Ein anderer technischer Fehler mit signifikanter Verfälschung des Meßresultates gibt die radioaktive Verunreinigung von Reagenzgläsern oder des Gerätes:

1‰ RIHSA, das durch unsauberes Arbeiten, zum Beispiel durch Fingerkontakt in die Meßstellen des Apparates gerät, bewirkt einen Fehler von 10%. Liegt die Verunreinigung an der Premix-Meßstelle, erhält man zu hohe Werte, bei Verunreinigung der Postmix-Stelle wird das Resultat zu niedrig.

Bei Serienbestimmungen nimmt die Meßgenauigkeit ab. Die Abweichungen vom Mittelwert betragen nach Angaben der Herstellerfirma bei Verwendung einer mittleren Dosis von 3 μC bei der ersten Messung ± 3,4%, bei der zweiten ± 5,0%, bei der dritten ± 6,4%, bei der vierten ± 8,0% und bei der fünften ± 9,4%.

AHNEFELD u. HALMAGYI [1], ALLGÖWER [2], GRUBER [61, 62] und zahlreiche andere Autoren stellen übereinstimmend fest, daß der Meßfehler des Volemetrons bei sauberer Technik unter ± 5% liegt. Diese Genauigkeit ist für den klinischen Gebrauch genügend.

Die häufigste Fehlerquelle bei der Bestimmung des zirkulierenden Blutvolumens liegt nicht bei der Messung, sondern bei der Errechnung des individuellen Normwertes (s. Kapitel Normalwerte).

V. Messung des zentralen Venendruckes

1. Material

Die Messung des zentralen Venendruckes gliedert sich in drei Teilvorgänge: das Einlegen des Katheters, die Bestimmung des äußeren 0-Punktes und die eigentliche Messung. Dabei benötigen wir zum Einlegen des Katheters sterile Handschuhe und Gesichtsmaske, Alkohol und ein Desinfiziens für die Vorbereitung der Kathetereintrittsstelle, sterile Tupfer und kleine Kompressen, Heftpflaster, einen Venenkatheter und Antibioticumspray (Polybactrin ®) zum Abdecken der Kathetereintrittsstelle.

Die Bestimmung des äußeren Nullpunktes geschieht mit einer Thoraxschublehre (Abb. 1), der äußere Nullpunkt für die Meßskala wird mittels

Fett- oder Filzstift am Thorax des Patienten markiert (Abb. 2). Zur Messung schließlich sind ein Venendruckbesteck und eine Meßskala erforderlich (Abb. 3). Die wichtigsten Hilfsmittel seien in der Folge kurz beschrieben:

a) Der zentrale Venenkatheter

Die ersten Venendruckmessungen wurden mit Glaskanülen ausgeführt, später verwendete man Injektionsnadeln. Nachdem die Messung des peripheren Venendruckes von den meisten Autoren abgelehnt wird, ist man auf die Anwendung eines Katheters angewiesen. Verschiedene Materialien wurden dazu verarbeitet: Gummi erwies sich als ungeeignet, da in kürzester Zeit nach der Applikation schwere Gewebsreaktionen auftraten. DUFFY [43] und MONCRIEF [112] verwendeten Polyäthylen, das sich dem Gummi eindeutig überlegen erwies. ZIMMERMANN [172] und MEYERS [110] begannen 1945 mit dem Einführen von Plastikkathetern durch Punktionskanülen, womit sie das Freilegen einer Vene umgehen konnten. Diese Methode wurde von zahlreichen Autoren übernommen, jedoch benutzte man weiterhin verschiedene Kathetermaterialien: VEREL [156] empfahl Nylon, STEWARD [145] Silastic, RAPPAPORT [126] 1955 silikonisiertes Polyvinylchlorid. GRITSCH u. BALLINGER [60] berichteten 1959 über die erfolgreiche Verwendung des Intracath ® (Deseret) an 1000 eigenen Patienten. Zu diesem Zeitpunkt waren in den USA und Kanada bereits über 500 000 solcher Katheter verbraucht worden. BÄSSLER u. REICHELT [13] untersuchten Kunststoffkatheter elektronenmikroskopisch, nachdem diese mehrere Tage intravenös gelegen hatten. Ihre Oberfläche war dabei von ungleichmäßigen und unregelmäßig verteilten Auflagerungen überdeckt, die, aus Plasmabestandteilen aufgebaut, eine mittlere Dicke von 155 µ aufwiesen. Geformte Blutbestandteile ließen sich an der Katheteroberfläche nicht nachweisen.

Der Intracath ® besteht aus silikonisiertem PVC und ist als Einheit gebrauchsfähig steril verpackt. Zwei Modelle eignen sich zur Messung des zentralen Venendruckes: 1814 R (30 cm lang, large) und 1914 (60 cm lang, large).

Für alle Katheter, die zur Bestimmung des ZVD eingeführt werden, ist ein minimaler Innendurchmesser von über 1 mm zu fordern, eine endständige Öffnung ist ausreichend, da nach DHURANDHAR [40] seitliche Öffnungen keine zusätzlichen Verbesserungen der Meßresultate bringen. Die Verwendung von Nadeln oder Braunülen zu längerdauernder Infusionstherapie und ZVD-Messung in der Subclavia, wie sie auch heute noch empfohlen werden (STIEBER [146]), ist wegen Verletzungsmöglichkeiten dieser Gefäße und der Pleura abzulehnen.

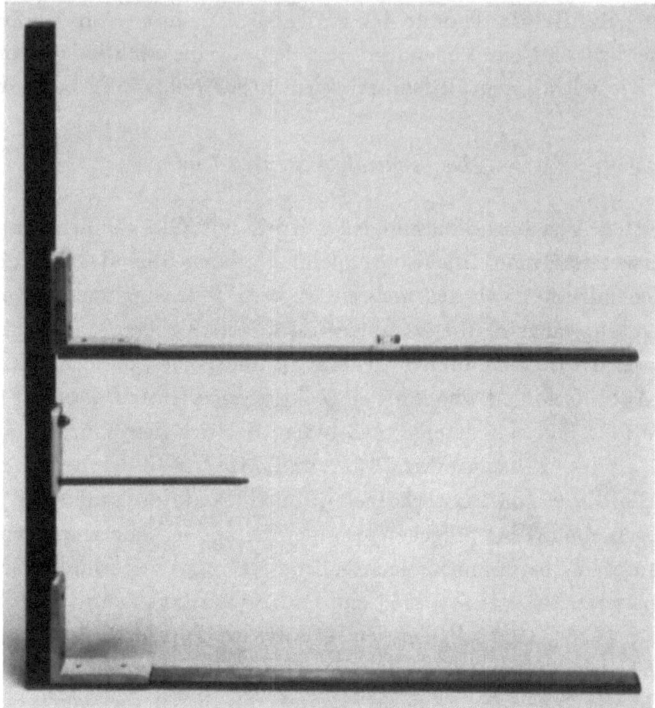

Abb. 1 a. Die Thoraxschublehre zur Bestimmung des äußeren 0-Punktes am Patienten, Übersicht

b) Die Thoraxschublehre (Abb. 1 a und b) *

Nachdem wir feststellen konnten, daß der äußere Nullpunkt für die Meßskala bei $^3/_5$ des Thoraxdurchmessers über der Unterlage resp. $^2/_5$ unter der Sternummitte des Patienten liegt (s. Methode), konstruierten wir eine automatische Schublehre, die jede beliebige Strecke in $^3/_5$ und $^2/_5$ unterteilt.

Der untere Schenkel dieses Gerätes ist fest mit dem Schaft verbunden, der obere ist verschiebbar. Dieser trägt in seiner Mitte eine kleine Wasserwaage. Die beiden Schenkel sind miteinander durch ein Zahnradstangensystem verbunden. Der in diesem System befestigte Zeiger weist auf den äußeren Nullpunkt (Abb. 1 a und b). Für den Gebrauch im Operationssaal hat Leis ein Gerät entwickelt (Centrometer), das sich auf dem Operationstisch zentrieren läßt. *

---

* Die Geräte werden in Deutschland durch J. Pfrimmer & Co., Erlangen, in der Schweiz durch Laboratorien Hausmann, St. Gallen, vertrieben.

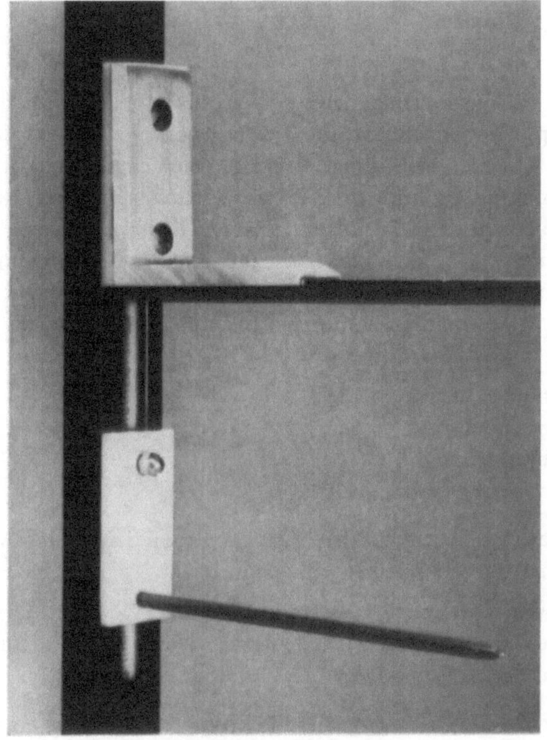

Abb. 1 b. Detailaufnahme des Zahnradsystems zur automatischen Unterteilung einer
Strecke in $^2/_5$ und $^3/_5$

c) Venendruckbesteck

Von diesen Geräten sind verschiedene Modelle erhältlich. Wir bevorzugen einen einfachen Y-Schlauch aus PVC, dessen erster Schenkel mit der Infusionseinheit in Verbindung steht. Der zweite dient als Meßabschnitt des Systems, der dritte schließlich stellt die Verbindung zum Venenkatheter her.

d) Meßskala

Unsere Meßskala besteht aus einem eloxierten Aluminiumblech, das durch zwei an seiner Rückfläche angebrachte Greifarme an jedem Infusionsständer angebracht werden kann. Der Meßschenkel des Infusionsbesteckes kann neben einer Plastikskala in zwei Klammern eingeschlauft werden. Ein auf beide Seiten senkrecht zur Skala ausschlagbarer Zeiger erlaubt das Übertragen des Nullpunktes vom Thorax des Patienten auf die Meßskala. Das Gerät ist in seiner Gesamtheit abwasch- und desinfizierbar.

2. Methode

a) Der Vena cava-Katheter

Eine zuverlässige Messung verlangt einen zentralen Sitz der Katheterspitze im klappenlosen oberen Hohlvenensystem. Im Gegensatz zu anderen Autoren [44, 77, 131] bezeichnen wir die Vena cava superior unmittelbar vor ihrer Einmündung in den rechten Vorhof als idealen Kathetersitz. Dringt die Spitze in den Vorhof ein, können Komplikationen wie Perforation, Reizleitungsstörungen und flächenartige Wandschädigungen, die wir selbst beobachten mußten, entstehen. Der Zugang zur Vena cava superior geschieht am zweckmäßigsten durch Punktion von gut zugänglichen peripheren Venen aus. Es kommen in Frage:

a) die Vena basilica
b) die Vena jugularis externa
c) die Vena subclavia
d) die Vena saphena magna.

Die Literatur bietet von zwei verschiedenen Seiten her Möglichkeiten zur Beurteilung der verschiedenen Zugänge:

1. Ergebnisse von Serienuntersuchungen
2. Berichte über einzelne oder mehrere schwerwiegende Komplikationen oder gar Todesfälle infolge der Cavakatheterisierung.

Für die erste Gruppe wäre zur objektiven Beurteilung eine einheitliche Beobachtung verschiedener Kriterien zu fordern, wie Anzahl eingelegter Katheter, mißglückte Versuche, falsche Katheterlage, gleiche Komplikationskriterien mit beispielsweise Aufteilung der entzündlichen Reaktionen in material- und keimbedingte, sowie einheitliche Abschätzung der verschiedenen Schweregrade. Bei der zweiten Gruppe, deren Autoren nur über schwerste und außergewöhnliche Folgezustände berichten, müßte zur gültigen Aussage über die Häufigkeit ihres Auftretens die Gesamtzahl der Patienten, die einen zentralen Katheter trugen, angegeben sein. Da bei den meisten dieser Arbeiten einzelne oder verschiedene der aufgezählten Punkte unberücksichtigt bleiben, müssen wir beim Versuch, ein repräsentatives Material zusammenzustellen, eine Auslese treffen.

Die entsprechenden Ergebnisse sind in Tabelle 2 dargestellt.

Aus dieser Übersicht geht hervor, daß wir insgesamt 9024 Cava-Katheter erfaßt haben, davon fallen lediglich 399 auf die Cava inferior, alle übrigen auf die Cava superior. Die Zusammenstellung zeigt eindeutig die Gefährlichkeit des Zuganges von der unteren Extremität her, erwies sich doch der Saphena magna-Katheter in 45,39‰ als *Todesursache*. Es sind bei Wahl dieses Zuganges häufig schwere Komplikationen wie Thrombose, Embolie, Phlebitiden mit septischen Thrombosen, Sepsis und Katheterembolien

Tabelle 2. *Komplikationen beim Vena cava-Katheter in Abhängigkeit vom Einlegeort (in Promillen)*

Einlegeort	Autoren	N	Häma-tom	Arte-rien-punkt.	Throm-bose	Embolie	Katheter-embolie	Phlebi-tis	Sepsis	Plexus-oder Nerven-verl.	Pneu	Hämato-thorax	Exitus
Basilica	[20, 34, 43, 52, 69, 70, 71, 72, 115, 121, 122, 123, 127, 128, 129]	2015	4,96	0	19,44	1,48	0	81,84	2,48	0	0	0	3,96
Jugularis	[26, 43, 71, 83, 85, 116, 125]	1062	0	0	11,29	0	0	9,41	0	0	0	0	0
Subclavia	[4, 9, 10, 18, 32, 33, 36, 38, 44, 47, 48, 50, 86, 87, 90, 91, 92, 103, 108, 141, 155, 162, 163, 168, 169, 170]	5548	2,88	6,12	1,80	0,90	1,08	0,36	1,44	0,36	9,18	1,26	1,26
Saphena	[11, 16, 22, 29, 43, 81, 115, 117, 147, 148]	399	0	0	110,81	16,02	8,01	113,48	26,70	0	0	0	45,39

anzutreffen. Das Einlegen von Kathetern durch die Vena saphena magna oder femoralis ist deshalb mit Nachdruck abzulehnen.

Am Tode des Patienten wesentlich beteiligt waren beim „oberen Zugang" 8 von 2015 Basilica-Kathetern (= 3,96‰) und 7 von 5548 Subclavia-Kathetern (= 1,26‰), während von den Trägern von Jugularis-Kathetern keiner an mit dem Katheter direkt in Zusammenhang stehenden Ursachen starb. Als hauptsächliche Todesursache erwies sich beim Basilica-Katheter die Infektion (Spätkomplikationen), beim Subclavia-Katheter der Pneumothorax oder Hämatopneumothorax an vorgeschädigten Patienten (Komplikationen bei der Punktion). Die Erkenntnis dieser Tatsache erscheint wichtig, lassen sich doch daraus zwei prophylaktische Schlüsse ziehen:

1. Jeder Basilica-Katheter, der entzündliche Symptome an seiner Eintrittsstelle oder im Verlaufe der Vena basilica oder der Vena brachialis verursacht, ist unverzüglich zu entfernen.

2. Die Punktion der Vena subclavia darf ausschließlich von Geübten oder nur unter Aufsicht eines Geübten ausgeführt werden.

Unsere eigenen Erfahrungen mit 200 Jugularis externa-Kathetern zeigten folgende Ergebnisse:

Punktion nicht gelungen		17%
falsche Lage der Katheterspitze		15%
durchschnittliche Liegedauer 8,2 Tage (12 Std bis 32 Tage)		
Katheter vorzeitig entfernt	26/166 =	15,6%
Katheter herausgerissen	7/166 =	1,2%
Katheter gebrochen	2/166 =	1,2%
Thrombose/Phlebitis	17/166 =	10,2%

Die beiden abgebrochenen Katheter konnten ohne chirurgischen Eingriff entfernt werden, da ihre Enden aus der Haut ragten. Bakteriologische Kontrollen der Katheterspitze ergaben in 42% der Fälle eine Kontamination (ohne Verwendung eines Antibioticumsprays).

Die Zusammenstellung katheterbedingter Komplikationen weist unter den angeführten Autoren große Unterschiede in der Häufigkeit von Infektionen auf: Während auf der einen Seite WILMORE [161] weder klinische Entzündungszeichen noch bakteriologisch Infekte nachweisen konnte, fand KRÖPELIN [90] bei 5 von 10 Patienten unter antibiotischer Therapie mit Subclavia-Kathetern septische Zustandsbilder. Das Auftreten der Infekte ist nach DRUSKIN [42] und MONCRIEF [112] von der Liegedauer der Katheter abhängig.

Die mitgeteilten schweren Komplikationen bei der Verwendung von Venenkathetern zur Infusionstherapie und Druckmessung veranlaßte HORISBERGER [75] zur Überprüfung der Methodik beim Einlegen: Nach Applikation von 37 Kathetern ohne besondere Vorsichtsmaßnahmen erwies sich die Katheterspitze in 20 Fällen als kontaminiert, einer der Patienten zeigte eine Sepsis, ein anderer eine Bakteriämie. Unter Verwendung von sterilen Handschuhen und Gesichtsmaske sank die bakterielle Kontamination der Katheterspitze auf 12 von 98 Kathetern, klinisch trat keine Bakteriämie oder Sepsis mehr auf. Weitere Versuche zur Infektionsprophylaxe unternahmen MORAN [114] und CHENEY [31]: Der erste Autor brachte bei einem Teil seiner Patienten eine Salbe mit Neomycin-Bacithracin-Polymyxin auf die Kathetereintrittsstelle, beim andern eine Placebo-Salbe. Die Infektionsquote unter Verwendung von Antibiotica-Salbe betrug 18%, bei Placebo 78%. Drei Patienten mit der Placebo-Salbe zeigten ein septisches Krankheitsbild, bei Anwendung der Antibiotica-Salbe traten klinisch keine schweren Infekte auf. Ein ähnlicher Blindversuch mit Tetracyclin-Salbe und Placebo durch CHENEY [31] ergab bei einmaliger Anwendung des Präparates keinen signifikanten Unterschied.

Aus Tabelle 2 geht hervor, daß in rund 10% eine klinisch manifeste Thrombose nach Anwendung von Cavakathetern nachzuweisen war. Diese Zahl erscheint klein, ergeben doch phlebographische Untersuchungen in ungefähr 80% der Basilica-Katheter thrombotische Veränderungen. REICHELT [127] fand anläßlich der Autopsie von 26 Patienten mit einem Basilica-Katheter 24mal thrombotische Veränderungen in den zuführenden Venen. Heparinzusätze zur Infusion sollen die Häufigkeit der Thrombosierung entsprechend den Angaben von MONCRIEF [112] nicht beeinflussen, andere Autoren dagegen sahen günstige Effekte von diesem Medikament.

Literatur und eigene Erfahrungen [26, 43, 71, 116, 125] sprechen für die Vena jugularis als primären Zugang. In ungefähr einem Drittel der Fälle gelingt jedoch entweder die Punktion aus anatomischen Gründen nicht [26, 116], oder der Katheter nimmt einen falschen Weg. Ähnliche Verhältnisse gelten für die Vena saphena, wobei POKIESER [117] in 25% der Fälle eine falsche Lage der Katheterspitze nachwies. Das Einlegen eines Katheters in die Basilica gelang FISCHER [52] in 16 von 195, HOLT [72] in 6 von 140 nicht. Falsche Katheterposition beobachten HOLT [72] in 60 von 140 (!), REICHELT [127] in 9 von 25 Fällen. OBDERBECKE [121] fand beim Basilicakatheter „nicht selten" eine falsche Lage. 11 Autoren [9, 33, 36, 38, 47, 82, 86, 91, 155, 168, 170] mit zusammen 2444 registrierten Subclavia-Kathetern geben insgesamt 100 vergebliche Punktionsversuche an, während DEFALQUE [38] die Punktion in 31 von 129 Fällen nicht gelang. Unrichtige Lage tritt beim Subclavia-Katheter in weniger als 10% der Fälle [86, 168] auf.

Die sicherste Möglichkeit, den Katheter in der richtigen Bahn vorzuschieben, bietet die Durchleuchtungskontrolle, die Lagekontrolle des eingelegten Katheters geschieht am besten durch eine Thoraxübersichtsaufnahme. Der Intracath ist strahlenundurchlässig und somit ohne weitere Hilfsmaßnahmen radiologisch darstellbar.

Schwere Komplikationen außerhalb der Serienzusammenstellung sind Sepsis, Gefäß- und Herzperforationen sowie Luft- und Katheterembolien.

Verschiedene Autoren berücksichtigen in ihren Veröffentlichungen nur die *infektiösen Komplikationen:* WILMORE [161] fand bei 13 Patienten keinerlei entzündliche Zeichen, bakteriologische Untersuchungen von Haut und Katheter blieben negativ. DRUSKIN [42] beschreibt auf 54 Katheter 22 positive Kulturen bei 16 klinisch manifesten Infekten. Eine Infektion trat nur auf, wenn der Katheter mehr als 48 Std liegenblieb. ORESTANO [124] beobachtete in drei Fällen mit Bakteriämie eine sekundäre bakterielle Endokarditis.

Gefäß- und Herzwandverletzungen durch Cava-Katheter sind selten: GOYANES [59] beschreibt eine Perforation der Vena axillaris mit Hämatom in der Axilla, wir mußten im vergangenen Jahr eine Gefäßverletzung in der gleichen Region feststellen, wobei die Infusion in den Musculus pectoralis und in die Mamma lief, die zu grotesker Größe anwuchs. Die Entfernung der Katheter brachte in beiden Fällen die Restitutio. Gefährlicher sind Gefäßverletzungen im Thoraxbereich: Perforation der Cava superior mit extravasaler Flüssigkeitszufuhr ins Mediastinum und den Pleuraraum erwähnen ASHRAF [5], DEUBZER [39], JOHNSON [82], MAHAFFEY [106] und SCHWEIKERT [140]. Einer dieser Fälle mit einem Hydrothorax von 3000 ml kam ad exitum, die andern Patienten erholten sich nach der Entfernung des Katheters und Entleerung des Hydrothorax. EISTERER [48] beobachtete einen Patienten, bei dem der Katheter in die Lunge eindrang, Verbindung zum Trachealbaum herstellte und die zugeführte Flüssigkeit durch endotracheales Absaugen entfernt werden mußte. Auch hier konnte der Patient durch Katheterentfernung gerettet werden. EISTERER [47] und THOMAS [149] erwähnen zusammen drei Perforationen des Vorhofs oder Ventrikels. Auch hier kann die sofortige Entfernung des Fremdkörpers kombiniert mit Perikardpunktion oder Thorakotomie eine Katastrophe verhindern.

Über die Möglichkeit einer *Luftembolie* beim Cavakatheter ist viel geschrieben worden, in der Literatur finden sich jedoch nur wenige Fälle, davon zwei mit sicherer und zwei mit wahrscheinlicher Luftembolie. Wir selbst erlebten bei einem Patienten eine wahrscheinliche Luftembolie: Der Cava-Katheter-Träger wurde am zweiten postoperativen Tag aufgenommen, wobei sich der Infusionsschlauch vom Katheter löste. In Sekundenbruchteilen kollabierte der Patient, die anwesende Schwester stellte die unterbrochene Verbindung wieder her und der Patient erholte sich rasch. Der Kollaps dürfte in diesem Falle lebensrettend gewesen sein, indem sich durch die plötzliche Lageveränderung auch der Druckunterschied reduzierte und damit die Luftaspiration zum Stillstand kam. Die beiden von FLANAGAN [54] und LEVINSKY [101] aufgeführten Fälle kamen innerhalb Sekunden ad exitum. FLANAGAN [54] hat errechnet, daß bei einer Druckdifferenz von 5 cm Wassersäule in einer Sekunde 100 ml Luft durch eine Intracath-Nadel eindringen können. Diese Zahl entspricht der letalen Menge.

Unsere Literaturzusammenstellung der Serienuntersuchungen hat eine Häufigkeit der *Pleuraverletzungen* bei Punktion der Subclavia von 1% ergeben, MATZ [108] und SCHAPIRA [135] mußten zusammen fünf Todesfälle in Kauf nehmen: Bei zwei Patienten wurde nach Pneumonektomie auf

Tabelle 3. *Katheterembolien*

Ort der Embolie	Anzahl Fälle	Autoren		Ergebnisse
Extremitäten	15	BURRI	[—]	alle Katheter durch operatives Vorgehen erfolgreich entfernt
		DOERING	[41]	
		EDWARDS	[45]	
		EDWARDS	[46]	
		ODMAN	[120]	
		TAYLOR	[148]	
		UDIVADIA	[154]	
Vena cava sup.	5	BARRY	[12]	Exitus (Herzinfarkt)
		DOERING	[41]	erfolgreiche op. Entfernung
		MASSOUMIE	[107]	erfolgreiche op. Entfernung
		TRUSSLER	[151]	erfolgreiche op. Entfernung
		TULGAN	[152]	Exitus (Pneumonie) Steinfänger
Vena cava inf.	3	DOERING	[41]	nicht aufgefunden
		LASSERS	[95]	asymptomatisch mit Steinfänger erfolgreich entfernt
		SCHARF	[136]	Exitus (Pneumonie)
re. Vorhof — re. Herz	7	AYRES	[7]	Exitus (septische LE)
		BEAULIEU	[14]	erfolgreiche op. Entfernung
		BROWN	[21]	Exitus (Ventrikelperf.)
		DOERING	[41]	Exitus (Vorhof perf.)
		LAMPRECHT	[93]	überlebt 7 Jahre
		STEINER	[144]	erfolgreiche op. Entfernung
		TURNER	[153]	Exitus (Wandnekrose)
Arteria pulmonalis	4	DOERING	[41]	erfolgreiche op. Entfernung
		KUX	[92]	Exitus (LE)
		IRMER	[84]	erfolgreiche op. Entfernung
		KNUTSON	[89]	Exitus (Thrombose)
Ort der Embolie unbestimmt	8	BENNETT	[15]	asymptomatisch
		EDWARDS	[45]	asymptomatisch
		EDWARDS	[46]	asymptomatisch
		LEWIS	[102]	asymptomatisch
		MONCRIEF	[112]	asymptomatisch
		MONCRIEF	[112]	Exitus (septische Thrombose)
		MONCRIEF	[112]	Exitus (septische Thrombose)
		TAYLOR	[148]	asymptomatisch

der einen Seite, auf der Gegenseite ein Pneu gesetzt. In zwei Fällen kam es durch beidseitige Punktionsversuche der Vena subclavia zum Exitus.

Bei Verwendung des Intracath kann es durch Abscherung zu einer Verletzung oder Kontinuitätstrennung des Polyvinylschlauches an der Nadelspitze kommen. Aus den peripheren Venen kann, wenn der Vorfall früh genug erkannt wird, der Fremdkörper leicht entfernt werden. Eine Zusammenstellung aus der Literatur (Tabelle 3) gibt eine Übersicht über Lokalisation der eingeschwemmten Katheter, das mögliche Vorgehen zur Entfernung und die Prognose. In 2 Fällen gelang es LASSERS [95] und MASSOUMI [107], einen Katheter aus der Cava superior resp. inferior mit einem Steinfänger zu entfernen.

Zur Verhütung einer Katheterembolie ist beim Einlegen ein Zurückziehen des Schlauches durch die Nadel zu unterlassen, beim Katheterträger der Nadelschutz häufig zu kontrollieren. Von Vorteil schien uns eine durch Aufklappen entfernbare Nadel, an deren Entwicklung wir gegenwärtig arbeiten.

Über die wohl ungewöhnlichste Komplikation bei Verwendung eines Cava-Katheters berichtet GOYANES [59]: Bei einem Patienten mit einer großen Weichteiloperation am Schultergürtel verwechselte die Schwester den Cava-Katheter mit dem Polyvinylschlauch der Redon-Drainage. Die Bluttransfusion floß demnach in die frische Operationswunde, während sich die Redonflasche mit Blut aus der Vene füllte. In der Folge verschlechterte sich der Zustand des Patienten, der Irrtum wurde jedoch früh genug aufgedeckt, um einen fatalen Ausgang zu verhindern.

Das Einlegen eines Cavakatheters geschieht nach sorgfältiger Desinfektion der Eintrittsstelle am besten durch Punktion. Der Operateur trägt dabei mit Vorteil sterile Handschuhe und einen Mundschutz. Nach erfolgreicher Plazierung des Katheters wird die Eintrittsstelle mit einem Breitspektrum-Antibioticum abgedeckt und steril verbunden.

Zur Verhütung einer dem Katheter entlang fortschreitenden Infektion ist die „Kathetervene" täglich zu inspizieren, der Antibiotica-Spray an der Eintrittsstelle häufig zu erneuern und bei geringsten Anzeichen einer Thrombosierung oder Entzündung ist der Katheter zu entfernen.

Über die Technik zum Einlegen eines Cavakatheters von einem bestimmten Zugang aus und die dabei zu erwartenden Komplikationen bestehen in der Literatur zahlreiche Angaben:

Zugang über Vena jugularis externa: ALLGÖWER [3], BORUCHOW [18], BURRI [23, 26], DUFFY [43], HENTSCHEL [71], JONES [83], MC LEAN [99], NORDLUND [116], RAMS [125], SAEGESSER [131], WIEMERS [158].

Zugang über Vena basilica: BRØCKNER [20], BURRI [26], COLLINS [34], DUFFY [43], FISCHER [52], HENNEBERG [69, 70], HENTSCHEL [71], HOLT [72], HUGHES [76], LANG [94], MC NAIR [115], OBDERBECKE [121—123], ROSS [129], WIEMERS [158].

Zugang über Vena subclavia: ASHBOUGH [4], AUBANIAC [6], BACH [8], BADEN [9], CHRISTENSEN [32], CLAUSS [33], DAVIDSON [36], DEFALQUE [38], EASTRIDGE [44], EISTERER [47, 48], FASSOLT [50], KEERI-SZANTO [86], KRÖPELIN [90], KUHN [91], KUX [92], LONGERBEAM [103], MERKEL [109], PORGES [118], SCHAEFER [133], SMITH [141], TOFIELD [150], WILSON [162, 163], VANDEGHEN [155], WRBITZKY [168], YAROM [169], YOFFA [170]. Eine weitere Methode zur Punktion des Angulus venosus mit einer gekrümmten Nadel wird von CARLE [27] propagiert, der damit persönlich gute Resultate erzielt. Die Technik erscheint aber nicht einfach, gelang doch einem mit der Methode noch nicht sehr Vertrauten die Punktion nur in 2 von 10 Fällen [78].

Zugang der Vena femoralis (saphena): CHALMERS [28], FIGDOR [51], LANG [94], POKIESER [117], VEREL [156], WIEMERS [158]. Die Häufigkeit und die Schwere der beim Saphena-Katheter beschriebenen Komplikationen verbieten diesen Zugang. Eine einzige Ausnahme rechtfertigt unserer Ansicht nach heute noch das Einlegen eines Polyvinylschlauches in die Vena femoralis: ausgedehnte Verbrennung mit Einbezug der Arme, des Halses und der claviculären Regionen.

b) Die Bestimmung des äußeren Nullpunktes

Das Festlegen eines genauen äußeren Nullpunktes für die Meßskala erscheint nicht von primärer Bedeutung, da für die Beurteilung eines prekären Kreislaufzustandes oder beim Auftreten einer Komplikation die Veränderungen des ZVD viel eher Aussagen erlauben als Einzelwerte. Ein der Katheterspitze entsprechender äußerer Nullpunkt hat jedoch bei der Beurteilung von Notfallsituationen mit Zeitknappheit und für die Festlegung des Normbereiches der Venendruckwerte eine wichtige Bedeutung. Aus diesem Grunde haben zahlreiche Autoren versucht, einen den anatomischen Verhältnissen entsprechenden Nullpunkt zu finden (Tabelle 4).

Aus dieser Übersicht lassen sich 4 Gruppen verschiedener Vorgehen zur äußeren Nullpunkt-Bestimmung ableiten: 1. anatomischer Beziehungspunkt, 2. bestimmter Abstand von einem anatomischen Beziehungspunkt, 3. bestimmter Abstand von der Unterlage des Patienten, 4. Beziehung zum Thoraxdurchmesser.

1. Fünf Autoren (EASTRIDGE [44], JENKINS [79], PROUT [119], WILSON [163], ZAFFIRI [171]) beziehen sich auf die mittlere Axillarlinie des Patienten. Ihr Normbereich schwankt zwischen 5 und 17 cm Wasser. WOOD [166] und JAIKARAN [77] bezeichnen den Angulus Ludowici als Beziehungspunkt und geben Normwerte von —5 bis +3 cm an. STAHL [143] stellte seine Skala auf die Mitte der Clavicula ein und erhält eine normale Verteilung seiner Meßwerte von 4—8 cm.

2. ALLGÖWER [2], HUGHES [76], LAUSON [96], RICHARDS [37] und SCHAEFFER [134] geben einen Nullpunkt 5 cm unterhalb des Angulus Ludo-

Tabelle 4. *Lage des äußeren 0-Punktes für die Meßskala und entsprechender Normbereich*

Autor		Lit.	0-Punkt	Normwerte	Größe des Normbereiches
Lyons,	1938	[105]	10 cm über Unterlage	0— 8 cm	8 cm
Longerbeam,	1965	[103]	10 cm über Unterlage	2—15 cm	13 cm
Kuhn,	1966	[91]	10 cm über Unterlage	0— 6 cm	6 cm
Haan,	1967	[66]	6 cm über Unterlage	4 cm	—
Richards,	1942	[37]	5 cm unter Ang. Ludowici	—	—
Lauson,	1946	[96]	5 cm unter Ang. Ludowici	—	—
Schaeffer,	1953	[134]	5 cm unter Ang. Ludowici	—0,5—6,5 cm	7 cm
Hughes,	1959	[76]	5 cm unter Ang. Ludowici	2— 9 cm	7 cm
Allgöwer,	1965	[2]	5 cm unter Sternum	5—15 cm	10 cm
Hossli,	1965	[73]	5 cm unter Sternum oder 10 cm über Unterlage	3— 8 cm	5 cm
Borst,	1967	[17]	5—9 cm unter Sternum	4— 8 cm	4 cm
Wood,	1956	[166]	Angulus Ludowici	—5—+2 cm	7 cm
Jaikaran	1968	[77]	Manubrium-Sternalgel.	—4—+3 cm	7 cm
Runge,	1924	[130]	Knorpel-Knochen 4. Rippe	—	—
Stahl,	1965	[143]	Mittlere Clavicula	5—15 cm	10 cm
Wilson,	1962	[163]	Mittlere Axillarlinie	8—13 cm	5 cm
Eastridge,	1966	[44]	Mittlere Axillarlinie	7—13 cm	6 cm
Jenkins,	1966	[79]	Mittlere Axillarlinie	5—10 cm	5 cm
Prout,	1968	[119]	Mittlere Axillarlinie	6—17 cm	11 cm
Zaffiri,	1967	[171]	Mittlere Axillarlinie oder Angulus Ludowici	3—10 cm	7 cm
Winsor,	1946	[164]	$^1/_2$ Thoraxdurchmesser	5—14 cm	9 cm
Friedmann,	1966	[55]	$^1/_2$ Thoraxdurchmesser	2—10 cm	8 cm
Eyster,	1929	[49]	$^2/_3$ Thoraxdurchmesser	—	—
Saegesser,	1965	[131]	$^2/_3$ Thoraxdurchmesser	10—15 cm	5 cm
Burri,	1966	[23]	$^3/_5$ Thoraxdurchmesser	3—10 cm	7 cm
Hossli,	1967	[74]	$^3/_5$ Thoraxdurchmesser	3—10 cm	7 cm
Schlag,	1967	[137]	$^3/_5$ Thoraxdurchmesser	3—10 cm	7 cm
Lutz,	1969	[104]	$^3/_5$ Thoraxdurchmesser	3—10 cm	7 cm

wici an (Borst [17], 5—9 cm). Ihr Normbereich liegt zwischen —0,5 und 15 cm. Zaffiri [171] erwähnt zwei verschiedene Beziehungspunkte mit gleichem Normbereich (!).

3. Diese Bestimmungsart stammt von Lyons (1938) [105] mit 10 cm über der Unterlage des Patienten. Longerbeam [103], Kuhn [91] und Hossli [73] haben sich ihm angeschlossen. Haan [66] gibt 6 cm über der Unterlage an. Der Normbereich liegt bei diesem Vorgehen zwischen 0 und 15 cm Wasser.

4. Winsor [164] und Friedmann [55] wählten einen Nullpunkt in der Mitte des Thoraxdurchmessers (2—14 cm). Eyster (1929) [49] und Saegesser (131) sehen ihn bei ²/₃ des Thoraxdurchmessers über der Unterlage.

Auf Grund radiologischer Untersuchungen konnten wir nachweisen, daß sich die Katheterspitze in der Cava superior bei ³/₅ des Thoraxdurchmessers über der Unterlage auf die Brustwand des Patienten projiziert [23]. Gyton u. Greganti [65] hatten diesen Wert bereits 1956 für den Hund angegeben. Dieser Nullpunkt scheint einen einheitlichen Normbereich zu geben (3—10 cm) wie die Ergebnisse von Schlag [137], Hossli [74] und Lutz [104] bestätigen. Debrunner und Bühler [37] haben kürzlich verschiedene Angaben über Nullpunktbestimmungen und die dazu publizierten Normbereiche überprüft und kommen zum Schluß, daß unser Vorgehen (Nullpunkt und Normbereich) den tatsächlichen Verhältnissen am nächsten kommt. Der Beziehungspunkt von 10 cm über der Unterlage des Patienten (Lyons, Longerbeam, Kunz und Hossli) ist nach ihren Ergebnissen mit dem von diesen Autoren angegebenen Normbereich nicht vereinbar. Diese

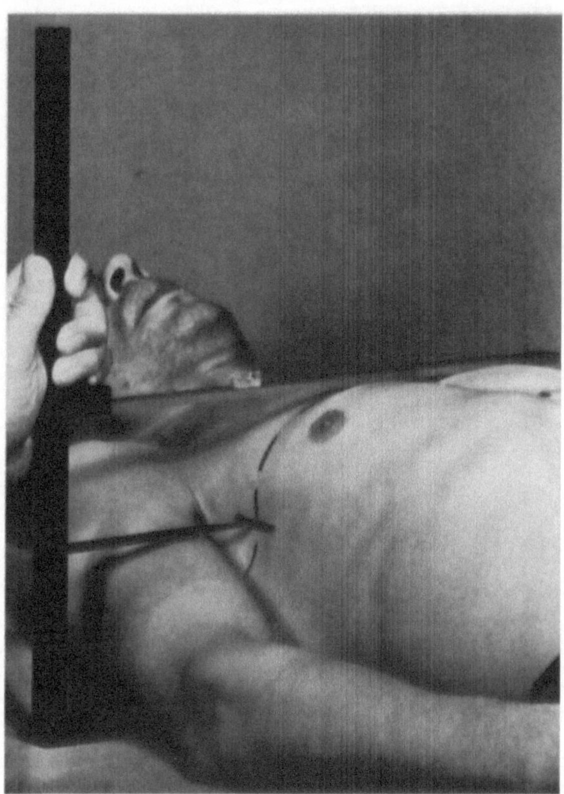

Abb. 2. Bestimmung des äußeren 0-Punktes mit der Thoraxschublehre

Tatsachen erleuchten die Wichtigkeit einer genauen Nullpunktbestimmung
für jeden einzelnen Patienten. Sie läßt sich mit den bereits beschriebenen
Instrumenten in wenigen Sekunden durchführen:

Mit der Thoraxschublehre wird beim horizontal liegenden Patienten der Thorax
in Sternummitte abgegriffen. Man legt anschließend den verschieblichen oberen
Arm des Gerätes auf die vordere Thoraxwand und bringt die Schublehre mit
Hilfe der Wasserwaage ins Lot. Der rote Zeiger weist auf den äußeren Nullpunkt,
den wir an der seitlichen Thoraxwand des Patienten mit Fettstift oder Kugel-
schreiber markieren (Abb. 2).

c) Einrichten der Meßskala

Die Meßskala wird am Infusionsständer mit ihren zwei Haltern befestigt, der
drehbare Arm im rechten Winkel ausgeschlagen und mit dem am Patienten ange-
zeichneten Nullpunkt in Übereinstimmung gebracht, bei jeder Verschiebung des
Bettes muß die Skala neu eingestellt werden.

Nach Befestigung des Meßschenkels des Venendruckbesteckes an den beiden
dafür geschaffenen Haltern der Skala kann nun die eigentliche Messung des zentra-

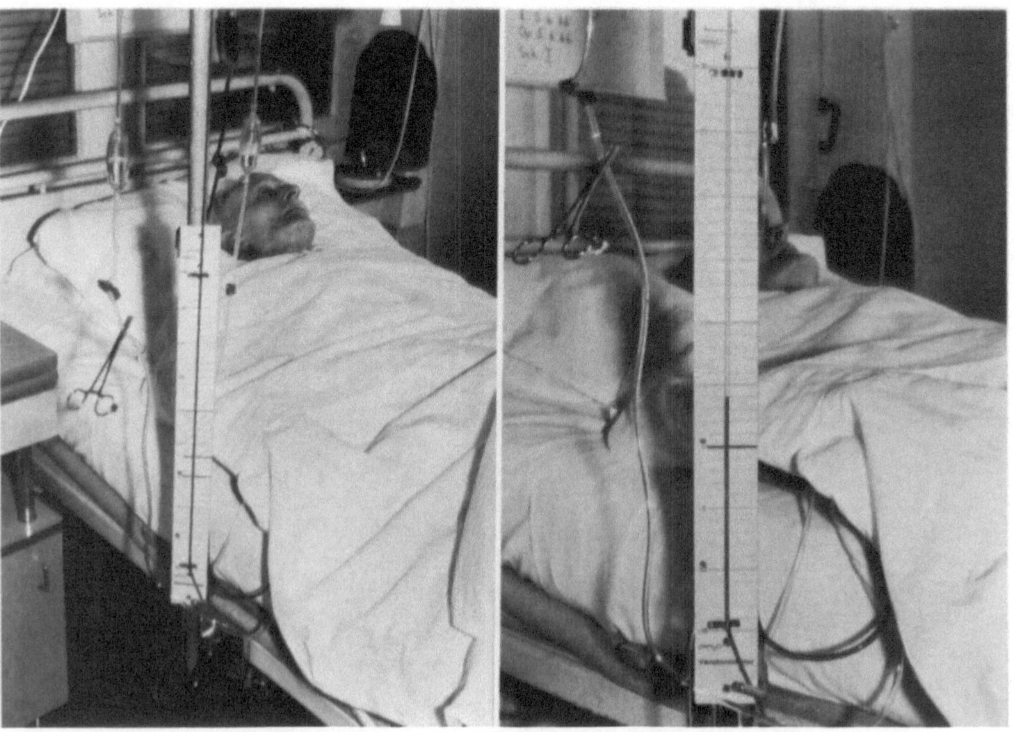

Abb. 3. Messung des ZVD. Durch Abklemmen des Infusionsschenkels sinkt die Flüs-
sigkeitssäule im Meßschenkel und stabilisiert sich unter atemsynchronen Schwankungen auf Höhe des ZVD

len Venendruckes erfolgen. Durch das Befestigen des Meßschenkels am unteren Halter der Skala wird ein Syphon gebildet, dessen tiefster Punkt mehr als 10 cm unterhalb des Nullpunktes zu liegen kommt. Ein Leerlaufen des Meßschenkels oder gar das Auftreten einer Luftembolie werden dadurch verhindert (Abb. 3).

d) Die eigentliche Messung

Durch rasches Einlaufenlassen der Infusion prüfen wir die Durchgängigkeit des ganzen Systems. Der Meßschenkel, der auf Höhe der Infusionsflasche endet, braucht nicht unbedingt abgeklemmt zu werden, da er sich nicht bis zu seinem Ende füllt. Zur Messung wird der Infusionsschenkel abgeklemmt oder beim Besteck mit Dreiweghahn dieser auf Messung eingestellt. Die Flüssigkeit soll rasch einlaufen und sich schließlich unter respiratorischen Schwankungen auf Höhe des ZVD stabilisieren. Nach Beendigung der Messung wird der Infusionsschenkel wieder geöffnet und nach Spülung des Katheters durch kurzfristige rasche Infusion auf die gewünschte Tropfenzahl eingestellt (Abb. 3).

Zur Überwachung eines schwerkranken Patienten sind wiederholte Messungen angezeigt. Bei plötzlichen Änderungen der ZVD-Werte ist die Meßtechnik genau zu kontrollieren:

— Intaktheit des Systems (Dichtigkeit),

— Durchgängigkeit des Katheters (dieser ist auch unter Dauerinfusionen täglich zweimal mit einer physiologischen Lösung zu spülen),

— Kontrolle der Körperlage,

— Überprüfung des Nullpunktes.

Literatur

1. AHNEFELD, F. W., HALMAGYI, M., ÜBERLA, K.: Untersuchungen zur Bewertung kolloidaler Volumenersatzmittel. Anaesthesist **14**, 137 (1965).

2. ALLGÖWER, M., STUDER, E.: Methodik und Ergebnisse einer Schnellbestimmung des Blutvolumens mit Jod[131] in der Klinik. Langenbecks Arch. klin. Chir. **301**, 122 (1962).

3. — Mesures diagnostiques dans l'appréciation des traumatisés graves. Méd. et Hyg. (Genève) **23**, 503 (1965).

4. ASHBAUGH, D., THOMSON, J. W.: Subclavian-vein infusion. Lancet **1938 II**, 1138.

5. ASHRAF, M. M.: Venous perforation due to polyethylene catheter. Ann. Surg. **157**, 375 (1963).

6. AUBANIAC, R.: L'injection intraveineuse sousclaviculaire. Presse méd. **68**, 1456 (1952).

7. AYRES, W. B.: Fatal intracardiac embolization from indwelling intravenous polyethylene catheter. Arch. Surg. **75**, 259 (1957).

8. BACH, H. G., SLOWINSKI, RUMMEL, H., KUHN, W.: Punktion und Katheterismus der Vena subclavia. Anaesthesist **16**, 233 (1967).

9. BADEN, H.: Perkutan kateterisation af v. subclavia. Nord. med. Ark. **71**, 590 (1964).

10. — Perkutan v. subclavia kateterisation kompliceret med infusion i cavum pleurae. Nord. med. Ark. **72**, 1416 (1964).

11. BANSMER, G., KEITH, D., TESLUK, H.: Complications following use of indwelling catheters of inferior vena cava. J. Amer. med. Ass. **167**, 1606 (1958).

12. BARRY, W. F., McINTOSH, H. D., Jr., WHALEN, R. E.: A radiographic demonstration of a polyethylene catheter lying free in the superior vena cava. New Engl. J. Med. **267**, 1194 (1962).

13. BÄSSLER, R., REICHELT, A.: Die Feinstruktur der Oberfläche von Kunststoff-kathetern. Anaest. u. Wiederbel. Bd. **13** „Infusionstherapie". Berlin-Heidelberg-New York: Springer 1966.

14. BEAULIEU, M., GRAVEL, J. A., zit. in NISSEN, C.: Iatrogene Fremdkörper-embolie. Münch. med. Wschr. **108**, 788 (1966).

15. BENNETT, R. J.: Use of intravenous plastic catheters. Brit. med. J. **1963 II**, 1236.

16. BERGER, A., DINSTL, K.: Die chirurgischen Probleme der Intensivpflegestation. Wien. klin. Wschr. **49**, 962 (1965).

17. BORST, H. F.: Neuzeitliche Schocktherapie. Chirurg **38**, 104 (1967).

18. BORUCHOW, I. B., McVAUGH, H.: Central venous pressure monitoring. Rev. Surg. **24**, 163 (1967).

19. BRADLEY, M. N.: A technique for prolonged intraarterial catheterization. Surg. Gynec. Obstet. **119**, 117 (1964).

20. BRØCKNER, J.: Intravenous fluid therapy through a catheter inserted percutaneously in surgical patients. Acta chir. scand. **128**, 362 (1964).

21. BROWN, C. A., KENT, A.: Perforation of right ventricle by polyethylene catheter. South med. J. **49**, 466 (1956).

22. BRÜCKE, P., KUCHER, K., STEINBEREITHNER, K., WAGNER, O.: Technik und Ergebnisse des perkutanen V. cava inferior-Katheters bei 100 Patienten einer Intensivpflegestation. Prakt. Anästh. u. Wiederbel. **1**, 319 (1966).

23. BURRI, C., ALLGÖWER, M.: Methodik der Venendruckmessung. Schweiz. med. Wschr. **96**, 624 (1966).

24. — KUNER, E.: Bestimmungen des zentralen Venendruckes in der Chirurgie. Med. Neuheiten **72**, 81 (1966).

25. — MÜLLER, W.: Venendruckmessungen im Tierversuch und beim chirurgischen Patienten. Anaesthesist **15**, 132 (1966).

26. — Der Vena cava-Katheter. Med. Neuheiten **74**, 1 (1968).

27. CARLE, J.: Die Katheterisierung der V. cava superior durch Punktion des angulus venosus. Demonstration am Kantonsspital Zürich, 7. Mai 1969.

28. CHALMERS, J. A., FAWS, H. T.: Prolonged anuria treatet by infusion into the vena cava. Lancet **1955 I**, 79.

29. CHAMBERS, J. W., SMITH, G.: The use of caval catheterization in cases of severe oliguria and anuria. Brit. J. Surg. **45**, 160 (1957).

30. CHAPLIN, H.: Correction for plasma trapped in the red cell column of the hematocrit. Blood **7**, 1227 (1952).

31. CHENEY, F. W., LINCOLN, J. R.: Phlebitis from plastic intravenous catheters. Anesthesiology **25**, 650 (1964).

32. CHRISTENSEN, K. H., NERSTRØM, B., BADEN, H.: Complications of percutaneous catheterization of the subclavian vein in 129 cases. Acta chir. scand. **133**, 615 (1967).

33. CLAUSS, D.: Unsere Erfahrungen mit dem Subclaviakatheter in der Langzeit-infusionstherapie. Zbl. Chir. **5**, 159 (1969).

34. COLLINS, R. N., BRAUN, P. A., ZINNER, ST. H., KASS, E. H.: Risk of local and systemic infection with polyethylene intravenous catheters. New Engl. J. Med. **279**, 340 (1968).

35. Dagher, F. J., Lyons, J. H., Finlayson, D. C., Shamsai, J., Moore, F. D.: Blood volume measurement: A critical study. Advanc. Surg. 1, 69 (1965).

36. Davidson, J. T., Ben Hur, N., Nathen, H.: Subclavian venepuncture. Lancet 1963 II, 1139.

37. Debrunner, F., Bühler, F.: "Normal central venous pressure". Significance of reference point and normal range. Brit. med. J. 3, 148 (1969).

38. Defalque, R. J.: Subclavian Venipuncture: A Review. Anesth. Analg. 47, 677 (1968).

39. Deubzer, W., Kia-Noury, M.: Praktische Bedeutung der V. anonyma für Injektionen und Punktionen. Münch. med. Wschr. 21, 1054 (1965).

40. Dhurandhar, R. W., Quiroz, A. C., de Pasquale, N. P., Burch, G. E.: The lack of influence of end and side orifices in cardiac catheters on venous pressure recording. Amer. Heart J. 74, 733 (1967).

41. Doering, R. B., Stemmer, E. A., Conolly, J. E.: Complications of indwelling venous catheters. Amer. J. Surg. 114, 259 (1967).

42. Druskin, M. S., Siegel, P. D.: Bacterial Contamination of indwelling intravenous polyethylene catheters. J. Amer. med. Ass. 185, 966 (1963).

43. Duffy, B. J.: The clinical use of polyethylene tubing for intravenous therapy. Ann. Surg. 130, 929 (1949).

44. Eastridge, Ch. E., Clemmons, E. E., Hughes, F. A., Prather, J. R.: Use of central venous pressure in the management of circulatory failure. Amer. Surg. 32, 121 (1966).

45. Edwards, W. H.: Intracatheter embolus. S. med. J. 56, 1354 (1963).

46. — A hazard of embolus associated with indwelling intravenous catheters. Surgery 53, 818 (1963).

47. Eisterer, H., Kutscha-Lissberg, E.: Der „direkte" Cava-superior-Katheter. Wien. med. Wschr. 118, 213 (1968).

48. — Marsoner, F.: Eine seltene Komplikation bei Infusion in die Vena subclavia. Anaesthesist 12, 395 (1966).

49. Eyster, J. A.: The clinical aspects of venous pressure. New York: Grune and Stratton 1929.

50. Fassolt, A., Braun, U., Schaub, S.: Klinische Erfahrungen mit dem infraclaviculären Venenkatheterismus. Schweiz. med. Wschr. 98, 461 (1968).

51. Figdor, P. P.: Die Technik des Cavakatheters. Wien. klin. Wschr. 73, 69 (1961).

52. Fischer, F., Dietz, H., Halmagyi, M.: Klinische Erfahrungen mit dem Vena cava-Katheter. Infusionstherapie, Anaesth. u. Wiederbel. 13, 163 (1966).

53. Flanagan, J. P., Steinmetz, G. P., Crawford, E. W., Merendino, K. A.: Observations on blood volume with special attention to loss and replacement in cardiac surgery. Surgery 56, 925 (1964).

54. — Gradisar, I. A., Gross, R. J., Kelly, Th. R.: Air embolus — a lethal complication of subclavian venipuncture. New Engl. J. Med. 281, 489 (1969).

55. Friedman, E., Grable, E., Fine, J.: Central venous pressure and direct serial measurements as guides in blood-volume replacement. Lancet 1966 II, 609.

56. Funke, T., Grove, J. H., Lungenfeld, F. H., zit. in Nissen, C.: Latrogene Fremdkörperembolie. Münch. med. Wschr. 108, 788 (1966).

57. Gorce, F.: Infusionsgerät als Infektquelle. Presse méd. 76, 1655 (1968).

58. McGowan, G. K., Walters, G.: The value of measuring central venous pressure in shock. Brit. J. Surg. 226, 821 (1963).

59. Goyanes, A. D., Lomanto, Ch., Boyan, C. P.: Complications of catheterization for central venous pressure. Anesth. Analg. 48, 563 (1969).

60. Gritsch, H. J., Ballinger, C. M.: Value of indwelling catheters in intravenous therapy. J. Amer. med. Ass. **171**, 281 (1959).

61. Gruber, U. F., Siegrist, J.: Der Volumeneffekt verschiedener Plasmaersatzstoffe. Arch. klin. Chir. **301**, 128 (1962).

62. — Allgöwer, M.: The use of the Volemetron for blood volume measurements. Bull. Soc. int. Chir. **2**, 1 (1964).

63. — Clinical application of blood volume measurements in shock. Bibl. haemat. **23**, fasc. **5**, 1079 (1965).

64. — Der Wert der Blutvolumenbestimmung im Schock. Internat. Anaesthesistenfortbildungskurs, Sept. 1967, Wien.

65. Guyton, A. C., Greganti, F. P.: Physiologic reference point for measuring circulatory pressure in dog — Particularly venous pressure. Amer. J. Physiol. **185**, 137 (1956).

66. Haan, D.: Ergebnisse einer neuen Methode zur Registrierung des zentralen Venendruckes. Arch. Kreisl.-Forsch. **53**, 192 (1967).

67. Hansen, A. T.: Direkte Blutdruckmessung mittels eines Kondensatormanometers. Verh. Dtsch. Ges. Kreisl.-Forsch. **15**, 96 (1949).

68. Hassall, J. E., Rountree, P. M.: Staphylococcal septicemia. Lancet **1959 I**, 213.

69. Henneberg, U., Schröder, M.: Komplikationen beim Vena cava-Katheter. Infusionstherapie, Anaesth. u. Wiederbel. **13**, 156 (1966).

70. — — Zur Problematik der Vena cava-Katheter. Chirurg **36**, 180 (1965).

71. Hentschel, M.: Vena cava-Katheter via Vena jugularis externa bei schweren chirurgischen Erkrankungen zur i. v. Substitution und Blut-Diagnostik. Langenbecks Arch. klin. Chir. **308**, 486 (1964).

72. Holt, M. H.: Central venous pressure via peripheral veins. Anaesthesiology **28**, 1093 (1967).

73. Hossli, G.: Die praktische Bedeutung der Venendruckmessung bei Notfällen. Z. Unfallmed. Berufskr. **2**, 97 (1965).

74. Hossli, F., Burri, C.: Manometrie im Schock. Klin. Med. **22**, 21 (1967).

75. Horisberger, B.: Infektiöse Komplikationen durch Venenkatheter und deren Prophylaxe. Helv. chir. Acta **34**, 21 (1967).

76. Hughes, R. E., Magovern, G. J.: The relationship between right atrial pressure and blood volume. Arch. Surg. **79**, 238 (1959).

77. Jaikaran, S. M.: Normal central venous pressure. Brit. J. Surg. **55**, 609 (1968).

78. Jeanneret, P.: Pers. Mitteilung.

79. Jenkins, L. C., Screech, G.: Central venous pressure monitoring in anesthesia. Canad. Anaesth. Soc. J. **13**, 513 (1966).

80. Jeresaty, R. M., Liss, J. P.: Effects of brachial artery catheterization on arterial pulse and blood pressure in 203 patients. Amer. Heart J. **76**, 481 (1968).

81. Indar, R.: The dangers of indwelling polyethylene canulae in deep veins. Lancet **1959 I**, 284.

82. Johnson, L. M., Gillis, S. P., Lynn, H. B.: Unusual complication of intravenous fluid therapy. Surgery **53**, 809 (1963).

83. Jones, R. R.: Venous pressure in general anesthesia. Anesth. Analg. **42**, 470 (1963).

84. Irmer, W.: Removal of a polyethylene catheter from the pulmonary artery after its embolic transport from the left cubital vein. Zbl. Chir. **29**, 1078 (1964).

85. Keenleyside, H. B.: External jugular vein for rapid transfusion during surgery. Canad. Anaesth. Soc. J. 9, 512 (1962).
86. Keeri-Szanto, M.: The subclavian vein. A constant and convenient intravenous injection site. Arch. Surg. 72, 179 (1956).
87. — Fortin, G., Rioux, A.: La voi veineuse souclaviculaire en anesthesie. Canad. Anaesth. Soc. J. 4, 55 (1957).
88. Kirchner, E.: Schock und zentraler Venendruck. Münch. med. Wschr. 36, 1846 (1967).
89. Knutsen, H., Sternberg, K.: Pulmonary embolism after catheter break. Nord. Med. 62, 1491 (1959).
90. Kröpelin, K., Mössner, G., Gebhardt, W.: Subclaviakatheter als Streuherd bei Pilzsepsis. Dtsch. med. Wschr. 93, 1098 (1968).
91. Kuhn, W., Bach, H. G.: Punktion und Katheterismus der Vena subclavia in Geburthilfe und Gynäkologie. Geburtsh. u. Frauenheilk. 26, 1272 (1966).
92. Kux, M., Kutscha-Lissberg, E.: Die Gefahr der Katheterembolie beim oberen Hohlvenenkatheter. Anaesthesist 17, 232 (1968).
93. Lamprecht, W.: Clinical aspects of iatrogenic intracardiac foreign bodies. Chirurg 36, 182 (1965).
94. Lang, H.: Venae sectio und Kavakatheter. Pädiat. Prax. 7, 443 (1968).
95. Lassers, B. W., Pickering, D.: Removal of iatrogenic foreign body from aorta by means of ureteric stone catcher. Amer. Heart J. 73, 375 (1967).
96. Lauson, H. D.: The influence of the respiration on the circulation in man. Amer. J. Med. 4, 315 (1946).
97. Lawin, P.: Praxis der Intensivbehandlung. Stuttgart: Georg Thieme 1968.
98. Lawson, H. C.: The volume of blood — a critical examination of methods for its measurement. In: Handbook of Physiology Circulation I. Philadelphia 1967.
99. McLean, L. D.: Blood volume versus central venous pressure in shock. Surg. Gynec. Obstet. 118, 594 (1964).
100. — Treatment of shock in man based on hemodynamic diagnosis. Surg. Gynec. Obstet. 120, 1 (1965).
101. Levinsky, W. J.: Fatal air embolism during insertion of CVP monitoring apparatus. J. Amer. med. Ass. 209, 1721 (1969).
102. Lewis, E. B.: Disappearing plastic cannula. Brit. med. J. 2, 1010 (1964).
103. Longerbeam, J. K., Vannix, R., Wagner, W., Joergenson, E.: Central venous pressure monitoring. Amer. J. Surg. 110, 220 (1965).
104. Lutz, H.: Möglichkeiten der Kreislaufüberwachung im Rahmen der Intensivtherapie. Vortrag am Symposium über Intensivtherapie bei Kreislauf- und Nierenversagen, Mainz, Sept. 1969.
105. Lyons, R. H., Kennedy, J. A., Burwell, C. S.: Measurement of venous pressure by direct method. Amer. Heart J. 16, 675 (1938).
106. Mahaffey, J. E., Witherspoon, S. M.: An unusual complication following venous cutdown. Anesthesiology 27, 198 (1966).
107. Massoumi, R. A., Ross, A. M.: A traumatic, nonsurgical technic for removal of broken catheters from cardiac cavities. Med. Intelligence 277, 195 (1967).
108. Matz, R.: Complications of determining the central venous pressure. New. Engl. J. Med. 273, 703 (1965).
109. Merkel, F. K., McQuarrie, D. G.: Cut down of the subclavian vein. Surgery 65, 866 (1969).
110. Meyers, L.: Intravenous Catheterisation. Amer. J. Nursing 45, 930 (1945).
111. Moeller, J.: Der normale Blutdruck. Med. Klin. 36, 1149 (1963).
112. Moncrief, J. A.: Femoral catheters. Ann. Surg. 147, 166 (1958).

113. MOORE, F. D., OLESEN, K. H., McMURREY, J. D., PARKER, H. V., BALL, M. R., BOYDEN, C. M.: The body cell mass and its supporting environment. W. B. Saunders, Philadelphia, 1963.

114. MORAN, J. M.: A clinical and bacteriologic study of infection associated with venous cutdowns. New Engl. J. Med. 272, 554 (1965).

115. McNAIR, T. J., DUDLEY, H. A.: The local complications of intravenous therapy. Lancet 1959 II, 365.

116. NORDLUND, S., THORÉN, L.: Catheter in the superior vena cava. Acta chir. scand. 127, 39 (1964).

117. POKIESER, H., STEINBEREITHNER, K., WAGNER, O.: Zur röntgenologischen Kontrolle von Lage und Funktion des Cavakatheters. Anaesthesist 15, 218 (1966).

118. PORGES, P.: Erfahrungen mit der Subclaviainfusion. 7. Tagung des Österr. Ges. für Chir. und Traumatol., Juli 1965.

119. PROUT, W. G.: Relative value of central-venous-pressure monitoring and blood volume measurement in the management of shock. Lancet 1968 II, 1108.

120. ODMAN, P.: The radiopaque polyethylene catheter. Acta radiol. 52, 64 (1959).

121. OPDERBECKE, H. W.: Erfahrungen mit der Anwendung eines Vena Cava-Katheters zur langfristigen Infusionstherapie bei 800 Kranken. Infusionstherapie, Anaesth. u. Wiederbel. 13, 168 (1966).

122. — Problematik und Erfahrungen bei der Anwendung eines Cava-Katheters zu Infusionszwecken. Z. f. prakt. Anaesth. u. Wiederbel. 1, 239 (1966).

123. — BARDACHZI, E.: Die Verwendung eines Cava-Katheters bei langdauernder Infusionsbehandlung. Dtsch. med. Wschr. 86, 203 (1961).

124. ORESTANO, F., DIETZ, H.: Endophlebitis und Myocarditis als seltene Komplikation bei Anwendung von Vena cava-Kathetern. Anaesthesist 15, 225 (1966).

125. RAMS, J. J., DAICOFF, G. R., v. MOULDER, P.: A simple method for central venous pressure measurements. Arch. Surg. 92, 886 (1966).

126. RAPPAPORT, A. M., GRAHAM, R. K., KEDRICK, W. W.: The use of polyethylene tubing in prolonged intravenous infusions. Canad. med. Ass. J. 72, 698 (1955).

127. REICHELT, A.: Pathomorphologische Beobachtungen nach Anwendung des sogenannten Vena-Cava-Katheters. Infusionstherapie, Anaesth. u. Wiederbel. 13, 173 (1966).

128. — Über die Anwendung des Vena-cava-Katheters aus klinischer und pathologisch-anatomischer Sicht. Acta neurochir. (Wien) 13, 556 (1965).

129. ROSS, J. K.: Vena caval infusions. Postgrad. med. J. 33, 623 (1957).

130. RUNGE, H.: Über den Venendruck in Schwangerschaft, Geburt und Wochenbett. Arch. Gynäk. 122, 142 (1924).

131. SAEGESSER, M.: Die Bedeutung des zentralen venösen Blutdrucks in der Chirurgie. Schweiz. med. Wschr. 95, 974 (1965).

132. SCHAEFER, J., NIEDERMAYER, W., SCHWARZKOPF, J. J.: Probleme bei der Überwachung auf der Intensivstation. Z. prakt. Anaesth. 3, 128 (1968).

133. SCHAEFER, H.: Zur Frage der V. anonyma-Punktion als Zugangsweg für Infusionen und Transfusionen. Anaesthesist 17, 303 (1968).

134. SCHAEFFER, H.: Eine neue Methode zur Bestimmung des zentralen Venendruckes beim Menschen. Klin. Wschr. 31, 802 (1953).

135. SCHAPIRA, M., STERN, W. Z.: Hazards of subclavian vein cannulation for central venous pressure monitoring. J. Amer. med. Ass. 201, 111 (1967).

136. SCHARF, F. L., BERGMAN, B. J., CLEVELAND, E. D.: Some complications in the use of indwelling intravenous polyethylene catheters. Med. Serv. J. Can. 15, 724 (1959).

137. SCHLAG, G.: Die Bedeutung des zentralen Venendruckes in der Chirurgie. Chirurg **38**, 523 (1967).
138. SEELINGER, E.: Meßgeräte für die elektronische Patientenüberwachung. Siemens Z. **12**, 41 (1967).
139. SCHNEIDER, M.: Einführung in die Physiologie des Menschen. Berlin-Göttingen-Heidelberg: Springer 1964.
140. SCHWEIKERT, C. H., GRUENAGEL, H. H.: Doppelseitiger Pleuraerguß bei Infusionstherapie am Hals. Thoraxchirurgie **11**, 421 (1963).
141. SMITH, B. E., MODELL, H. J., GAUB, M. L., MOYA, F.: Complications of subclavian vein catheterization. Arch. Surg. **90**, 228 (1965).
142. SMITS, H., FREEDMAN, L. R.: Prolonged venous catheterization as a cause of sepsis. New. Engl. J. Med. **276**, 1229 (1967).
143. STAHL, W. M.: Resuscitation in Trauma: The value of central venous pressure monitoring. J. Trauma **5**, 200 (1965).
144. STEINER, M. L., BARTLEY, T. D., BYERS, F. M.: Polyethylene catheter in the heart. J. Amer. med. Ass. **193**, 1054 (1965).
145. STEWART R. D., SANISLOW, CH. A.: Silastic intravenous catheter. New Engl. J. Med. **265**, 1283 (1961).
146. STIEBER, K. H.: Die unblutige Katheterisierung der Vena cava superior. Med. Klin. **64**, 388 (1969).
147. TAYLOR, W. H.: Management of acute renal failure following surgical operation and head injury. Lancet **1957** II, 703.
148. TAYLOR, F. W.: Catheter embolus. Arch. Surg. **86**, 177 (1963).
149. THOMAS, C. TH., CARTER, J. W., LOWDER, C. ST.: Pericardial Tamponade from central venous catheters. Arch. Surg. **98**, 217 (1969).
150. TOFIELD, J. J.: A safe technique of percutaneous catheterization of the subclavian vein. Surg. Gynec. Obstet. **128**, 1069 (1969).
151. TRUSSLER, G. A., MUSTARD, W. J.: Intravenous polyethylene catheter successfully removed from the heart. Canad. med. Ass. J. **79**, 558 (1958).
152. TULGAN, H., BUDNITZ, J.: Prolonged survival after catheter embolus. Ann. intern. Med. **59**, 564 (1963).
153. TURNER, D., SOMMERS, S. C.: Accidental passage of a polyethylene catheter from the cubital vein to the right atrium. New. Engl. J. Med. **251**, 744 (1954).
154. UDIVADIA, T. E.: Accidental loss of plastic tube into venous system. Brit. med. J. **2**, 1251 (1963).
155. VANDEGHEN, P., DAIGNEUX, D., MUSTERS, A., VANDERHAEGEN, N.: Le cathéterisme veneux par la voi sous-claviculaire. Rev. franç. Géront. **10**, Suppl. 87, (1964).
156. VEREL, D.: Percutaneous intubation of the femoral vein for transfusion. Lancet **1958** I, 716.
157. WETTERER, E.: Bau und Funktion des Gefäßsystems. In: Kurzgefaßtes Lehrbuch der Physiologie. Hrsg. W. KEIDEL. Stuttgart: Georg Thieme 1967, S. 96.
158. WIEMERS, K.: Postoperative Frühkomplikationen. Stuttgart: Georg Thieme 1969.
159. WILLIAMS, J. A., FINE, J.: Measurement of blood volume with a new apparatus. New. Engl. J. Med. **264**, 842 (1961).
160. — Blood volume, comments on methodology. Amer. Surg. **30**, 375 (1964).
161. WILMORE, D. W., DUDRICK, S. J.: Canula sepsis. New Engl. J. Med. **277**, 433 (1967).
162. WILSON, J. N., OWENS, J. C.: Continuous monitoring of venous pressure in optimal blood volume maintenance. Surg. Forum XII, 94 (1961).

163. WILSON, J. N.: Central venous pressure in optimal blood volume maintenance. Arch. Surg. **85**, 563 (1962).
164. WINSOR, F., BURCH, G. E.: Use of the phlebomanometer: Normal venous pressure values and a study of certain clinical aspects of venous hypertension in man. Amer. Heart J. **4**, 387 (1946).
165. WIRBATZ, W., KAUFMANN, G.: Reservoirkatheter für den Langzeitkatheterismus. Zbl. Chir. **94**, 675 (1969).
166. WOOD, P. H.: Disease of the Heart and Circulation, 2nd Ed. London: Eyre and Spottiswoode 1956, p. 188.
167. WORMS, R.: Les complications septicemiques des cathéterisatione intravaneuses prolongées. J. Chir. (Paris) **89**, 543 (1965).
168. WRBITZKY, R., VOGEL, W.: Zur Technik der infraklavikulären Punktion der Vena subclavia und Indikation des Subclaviakatheters. Anaesth. u. Wiederbel. **2**, 120 (1967).
169. YAROM, R.: Subclavian venepuncture. Lancet **1963 I**, 1152.
170. YOFFA, D.: Supraclavicular subclavian venepuncture and catheterisation. Lancet **1965 II**, 614.
171. ZAFFIRI, O., CANALI, E., CAPRA, S., STORI, T.: La misurazione continua della pressione venosa. Di: Gli alcalinizzanti in anestesia e rianimazione. Atti della XLI Riunione della Sezione Nord Italia della società di Anestesiologia e Rianimazione, Trieste 1967.
172. ZIMMERMANN, B.: Scientific Apparatus and Laboratory methods: Intravenous tubing for parenteral therapy. Science **101**, 567 (1945).

D. Physiologischer Normbereich der Kreislaufgrößen

I. Puls

Die normale Herzfrequenz in Ruhe beträgt nach SCHNEIDER [77] 60—80 Schläge in der Minute. Bei einem eigenen Kollektiv kreislaufgesunder Männer verschiedenen Alters lag der Mittelwert bei 70,69 ± 6,89/min mit einer Streuung von 52—98 (BURRI [17]). Im Kindesalter nimmt die Herzfrequenz mit zunehmendem Wachstum ab (ROSSI [71], Tabelle 5). Im Schlaf kommt es zu einem Absinken des Pulses um 5—10 Schläge, bei Unruhe (Alptraum) steigt er weit über den Normbereich. Ebenso führt

Tabelle 5. *Herzfrequenz in Abhängigkeit von Geschlecht und Alter*

Alter	Mittelwert		Streuung	
	männlich	weiblich	männlich	weiblich
Neugeborenes	120	120	70—170	70—170
1 Jahr	120	120	80—160	80—160
5 Jahre	100	100	80—120	80—120
12 Jahre	85	90	65—105	70—110
16 Jahre	75	80	55— 95	60—100

der Schmerz zu einem Anstieg der Schlagfolge des Herzens (SCHNEIDER [77]). Bei Veränderungen der Körperlage, z. B. beim raschen Aufstehen aus der Ruhelage beschleunigt sich die Herzfrequenz infolge Zunahme des Sympathicotonus. Nach den Untersuchungen von HINKE u. KREPPEL [40] beträgt die Frequenzsteigerung im Mittel 10 Schläge in der Minute bei gleichzeitiger Zunahme der Catechinaminausscheidung im Urin von 1,0 auf 2,0 μg/kg/min. Der orthostatische Kollaps geht mit einer Bradykardie einher.

Veränderungen in der Umgebung, z. B. Zu- oder Abnahme der Temperatur, können zu Pulsanstiegen von 5—15 führen. Die Zunahme der Herzfrequenz bei Transport in höheren Lagen entspricht dem auftretenden Sauerstoffmangel: KLOTZBÜCHER u. RETTER [50] fanden bei Arbeitern am Berliner Fernsehturm bei raschem Höhenwechsel um 200 m keine Reaktion der Herzfrequenz. Die Pulszahlen unter Arbeit zeigten auf ebener Erde quantitativ gleiche Veränderungen wie bei Tätigkeit an der Turmspitze. Bei raschem Transport auf über 3000 m Höhe dagegen steigt die Herzfrequenz um 10—30/min. Der Organismus paßt sich dabei der neuen Umwelt relativ rasch an. BURTON u. Mitarb. [14] zählten bei jungen Hühnern auf Meereshöhe Pulszahlen von 290 ± 22, nach Adaptation auf über 3500 m solche um 294 ± 20 bei einem pO_2-Abfall von $109 \pm 1,7$ auf $58,3 \pm 1,4$ mm Hg. Unter Versuchsbedingungen (RICHARDS [69]) kommt es bei Ventilation mit 97% O_2 zu einem Absinken des Ruhepulses von 60 auf 48 Schläge/min. Wird das Sauerstoffangebot auf 8% reduziert, tritt unter Erhöhung des Sympathicotonus und Aktivierung der Nebenniere ein Pulsanstieg auf.

Auch die Atemmechanik bewirkt Veränderungen der Herzfrequenz: Der Hund zeigt bei einem negativen intrapulmonalen Druck von -60 cm H_2O ein Absinken um 9% des normalen Ruhewertes, bei Anstieg des Lungendruckes auf $+20$ cm H_2O eine Frequenzzunahme um 17% (SCHORER [78]).

Bedeutend stärkere Auswirkungen auf die Schlagfolge des Herzens verursacht eine körperliche Arbeitsleistung: Die Steigerung der Herzfrequenz verläuft parallel zur Anzahl der am Arbeitsvorgang beteiligten Muskelgruppen und der Größe der geforderten Arbeitsleistung (Muskeldurchblutung). Eine Arbeitsleistung von 120 Watt bedingt einen Pulsanstieg von annähernd 100%. Die quantitativen Möglichkeiten solcher Kreislaufregulationen sind abhängig von Alter, Geschlecht und Trainingszustand: ROSKAMM u. Mitarb. [70] halten bei 20—30jährigen Männern unter maximaler Arbeit eine Pulszunahme von 58 auf 186/min ($>$ 300%), bei 50—60jährigen eine solche von 62 auf 160/min ($\sim$ 250%) fest. Beim körperlich Trainierten liegen die normalen Ruhepulse um 40—60 Schläge in der Minute. Ein Skiabfahrtsläufer kann unter extremsten Bedingungen 240 Schläge/min erreichen (HAID [36]). Die Frequenzzunahme kann demnach unter härtesten Voraussetzungen bis 600% (!) der normalen Ruhewerte betragen.

Die normale Gravidität stellt erhöhte Anforderungen an den Kreislauf der Schwangeren. Die Ruhepulse zeigen keine oder nur geringfügige Frequenzzunahmen, unter Arbeitsleistung kommt es jedoch zu ausgiebigeren Anstiegen. Unter der Geburt zählten GÖLTNER u. Mitarb. [28] phasenabhängige Frequenzen: Während der Wehenpause liegen die Werte um 90, unter den Austreibungswehen bei aktivem Mitpressen der Kreißenden um 136 und unmittelbar nach der Wehe um 108 Schläge in der Minute.

Die dargestellten Ausführungen zeigen einen umfangreichen physiologischen Bereich der Herzfrequenz. Die Grenzwerte werden unter pathologischen Bedingungen nur bei Störungen des Herzreizleitungssystems (av-Block oder verschiedenen Tachykardieformen) erreicht oder übertroffen.

II. Blutdruck

Der Normbereich des systolischen Blutdrucks liegt beim gesunden Erwachsenen in Ruhe zwischen 100 und 140, der diastolische zwischen 60 und 90, die Amplitude um 25—30 mm Hg (SCHNEIDER [77]). WETZLER [90] erweitert den physiologischen Ruhebereich von 90—145 mm Hg. In unserem Kollektiv von erwachsenen Männern verschiedenen Alters fanden wir einen systolischen Mittelwert von 132,25 ± 12,89. Auch bei diesem Kreislaufparameter liegt eine eindeutige Altersabhängigkeit (Tabelle 6) vor.

Tabelle 6. *Blutdruckwerte in Abhängigkeit von Geschlecht und Alter*

Alter	systolisch		diastolisch	
	männlich	weiblich	männlich	weiblich
Neugeborenes	80 ± 16,0	80 ± 16,0	46 ± 16,0	46 ± 16,0
1. Jahr	96 ± 30,0	96 ± 30,0	66 ± 25,0	66 ± 25,0
5. Jahr	94 ± 14,0	94 ± 14,0	55 ± 9,0	55 ± 9,0
12. Jahr	113 ± 18,0	113 ± 18,0	59 ± 10,0	59 ± 10,0
16. Jahr	118 ± 12,2	116 ± 12,1	73 ± 10,3	72 ± 9,6
20.—24. Jahr	123 ± 13,8	116 ± 11,8	76 ± 9,9	72 ± 9,7
30.—34. Jahr	126 ± 13,6	120 ± 14,0	79 ± 9,7	75 ± 10,8
40.—44. Jahr	129 ± 15,1	127 ± 17,1	81 ± 9,5	80 ± 10,6
50.—54. Jahr	135 ± 19,2	137 ± 21,6	83 ± 11,3	84 ± 12,4
60.—64. Jahr	142 ± 21,1	144 ± 22,3	85 ± 12,4	85 ± 13,0
70.—74. Jahr	145 ± 26,3	159 ± 25,8	82 ± 15,3	85 ± 15,3
80.—84. Jahr	145 ± 25,6	157 ± 28,0	82 ± 9,9	83 ± 13,1
90.—94. Jahr	145 ± 23,4	150 ± 23,6	78 ± 12,1	79 ± 12,1
95.—106. Jahr	145 ± 27,5	149 ± 23,5	78 ± 12,7	81 ± 12,5

Aus dieser Zusammenstellung mit Angaben verschiedener Autoren (MASTER [61], ROSSI [71], WETZLER [90]) geht eindrücklich hervor, daß systolische Mittelwerte über 100 mm Hg erst nach dem 12. Lebensjahr erreicht werden, daß nach dem 70. Lebensjahr keine zusätzliche Steigerung mehr auftritt und daß das Maximum der diastolischen Mittelwerte mit

85 mm Hg bei gesunden Männern und Frauen im Alter von 60—64 Jahren liegt.

Beim Einschlafen tritt ein deutlicher Abfall des systolischen Druckes ein, mit zunehmender Tiefe des Schlafes kehrt er wieder auf praktisch normale Ruhewerte zurück. Bei Verwendung von Schlafmitteln auf Barbiturat-Basis bleibt die Blutdrucksenkung während der ganzen Dauer des Schlafes erhalten. Erschreckende Träume verursachen Blutdruckanstiege weit über den Normbereich hinaus.

Bei der Orthostase kommt es zu einem initialen geringen Abfall des arteriellen Druckes, der nach HINKE [40] beim älteren Kind bei 10 mm Hg liegt. Infolge der körpereigenen Regulationsmechanismen (Sympathicus, NNM, Hypophyse) wird der Normwert in kürzester Zeit wiederhergestellt und bei ruhigem Stehen konstant erhalten (SARRE [74]). SCHNEIDER [77] fand bei 3500 Jugendlichen 140 oder 4% mit systolischen Werten unter 100 mm Hg bei normalen Regulationsmechanismen und ohne hypotone Beschwerden. Er faßt diese Form der Hypotonie als einfache und folgenlose Variante der Blutdruckeinstellung auf. Auf der anderen Seite konnte der Autor zahlreiche Menschen beobachten, die einen orthostatischen Kollaps bei „normalen" Blutdruckwerten erlitten. Er schlägt deshalb vor, an Stelle von orthostatischer Hypotonie den Ausdruck orthostatische Dysregulation zu verwenden. Hypotonie kann auch als Folge von Ernährungsstörungen (Hypoproteinämie) auftreten: SARRE [74] stellte nach dem 2. Weltkrieg bei der deutschen Bevölkerung einen Wiederanstieg der durchschnittlichen Normalwerte fest.

Bei Einfluß von Wärme oder Kälte treten unmittelbare Regulationsvorgänge auf, die Blutdruckveränderungen sind jedoch unbedeutend. Wie bei der Veränderung der Herzfrequenz ist auch die Reaktion des arteriellen Druckes bei Aufenthalt in verschiedenen Höhen vom Sauerstoffangebot abhängig: Bei Hyperventilation in normaler Umgebung fällt der systolische Blutdruck ab (GROLLMANN [32], TURINO [87]), bei forcierter Exspiration steigt er leicht an (HAMILTON [37]). Unter Atmung bei 97% O_2 bleibt der Druck im arteriellen Kreislaufschenkel konstant. Wird der O_2-Gehalt der Einatmungsluft auf 8% gesenkt, steigt er an, ebenso bei Apnoe von 6 min Dauer im Tierversuch (RICHARDS [69]).

Eine gleichsinnige Reaktion tritt bei vermehrtem CO_2-Gehalt der Einatmungsluft auf. Bei gesunden Versuchspersonen bewirkt eine CO_2-Konzentration von 5% in der Inspirationsluft einen Anstieg des systolischen Druckes von 130 auf 145 mm Hg. Dieses Verhalten kann unter klinischen Verhältnissen bei CO_2-Retention beobachtet werden.

Hunde mit einem Mitteldruck von 136 mm Hg zeigen bei Verminderung des intrapulmonalen Druckes auf −60 cm H_2O einen Blutdruckanstieg auf 165 mm Hg, bei Erhöhung des Lungendruckes auf +20 cm H_2O einen Abfall auf 110 mm Hg (SCHORER [78]). Arbeitsleistung bewirkt entsprechend der geforderten Leistung einen Anstieg des systolischen Druckes: Leichte körperliche Betätigung ruft eine nur vorübergehende Erhöhung des arteriellen Druckes hervor, in den Untersuchungen von Weiss [89] trat bei einer Arbeitsleistung von 120 Watt ein mittlerer Anstieg von 40 mm Hg auf. Schwere Arbeit bringt systolische Werte bis zu 200 mm Hg, wobei sich das Verhalten des Mitteldruckes gegensinnig verhalten kann. Zu Beginn einer Schwangerschaft findet sich unter physiologischen Bedingungen eine leicht hypertone Reaktion, die sich mit zunehmender Dauer der Gravidität reguliert. Labile Kreislaufreaktionen sind häufig. Während der Geburt, insbesondere in der Austreibungsperiode besteht eine hypertone Reaktion. Durch verschiedene Meßmethoden erhält man auch bei vorschriftsgemäßer Ausführung der Messung (Manschettenbreite) unterschiedliche systolische Blutdruckwerte: Die Differenz zwischen blutiger und unblutiger Technik liegt zwischen 5—25 mm Hg (Laszt [57]). Der physiologische Bereich des systolischen Blutdruckes beim Erwachsenen liegt zwischen 90 (physiologische Hypotonie bei intakter Regulation) und 200 mm Hg (unter maximaler Arbeitsbelastung), weist demnach gegenüber der Herzfrequenz eine bedeutend geringere Streubreite auf.

III. Schockindex

Entsprechend seiner Definition $\frac{\text{Puls}}{\text{syst. Blutdruck}}$ und den in den beiden vorangegangenen Abschnitten beschriebenen Normwerten für die beiden Kreislaufgrößen $\frac{60-80}{100-140}$ muß der Schockindex für den gesunden Erwachsenen um 0,5 liegen. In unserem Kollektiv lag sein Mittelwert bei $0,54 \pm 0,02$.

Die Altersabhängigkeit von systolischem Blutdruck und Herzfrequenz verändert auch den Wert des Quotienten (Tabelle 7).

Wir beobachten somit eine eindeutige Korrelation zwischen Lebensalter und Schockindex: Vom Neugeborenen bis zum 1. Altersjahr, vom 1. bis zum 5., vom 5. bis zum 12. und vom 12. Jahr bis ins Erwachsenenalter nimmt der Quotient $\frac{\text{Puls}}{\text{syst. Blutdruck}}$ pro Periode um 0,25 ab (Tabelle 7). Im Schlaf

Tabelle 7

Alter	Schockindex
Neugeborenes	1,50
1. Jahr	1,25
5. Jahr	1,0
12. Jahr	0,75
Erwachsener	$0,54 \pm 0,02$

sinken Puls und systolische Blutdruckwerte, der SI bleibt damit praktisch unverändert, bei unruhigem Schlaf mit beängstigenden Träumen steigt er an.

Lagewechsel beeinflussen den Quotienten kaum, im orthostatischen oder vasovagalen Kollaps (Blutdruck 60—100, Puls um 50/min) liegt er zwischen 0,5 und 0,8.

Temperatureinflüsse bringen nur geringgradige Veränderungen des SI, ebenso Hyperpnoe und Atmung bei erhöhtem O_2-Gehalt der Einatmungsluft. Bei 8% O_2-Gehalt der Einatmungsluft steigen systolischer Druck und Herzfrequenz, der Quotient erfährt deshalb kaum eine Abweichung. Leichte Arbeit beeinflußt weder die Herzfrequenz noch den systolischen Blutdruck in signifikanter Weise. Extreme Belastung bringt einen Schockindex von Werten um 1,0 (systolischer Druck um 200 mm Hg, Herzfrequenz um 200/min). Die Gravidität verursacht keine wesentlichen Abweichungen des SI von der Norm, unter der Geburt steigt er vorübergehend auf Werte um oder leicht über 1,0 an.

IV. Blutvolumen

Bei sauberer Technik kann das zirkulierende Blutvolumen mit verschiedenen Hilfsmitteln für klinische Belange genügend genau bestimmt werden. Bei den Untersuchungen von MOENS [62] betrug der Variationskoeffizient für das Plasmavolumen/kg Körpergewicht ±2,96%. Die Ergebnisse von Volumenmessungen verschiedener Autoren sind in Tabelle 8 zusammengestellt. Tabelle 9 gibt unter Berücksichtigung der Resultate von ECKERT [24] einen Überblick über die Verhältnisse im Kindesalter. Die Meßergebnisse der verschiedenen Autoren bei gesunden Männern liegen zwischen 68,7 und 89,5 ml/kg Körpergewicht (= Gruppenmittelwerte). Diese Differenzen sind zum Teil auf methodische Unterschiede, zum Teil auf das ungleiche Untersuchungsmaterial bei relativ kleinen Patientengruppen ($N < 60$, bei den meisten Untersuchern gar < 30), zurückzuführen. Diese Tatsachen zeigen die Schwierigkeiten, die sich zur Voraussage des individuellen Sollvolumens

Tabelle 8. *Gemessene Blutvolumina bei gesunden Männern und Frauen*

Autor	Jahr	Lit.	BV ml/kg K.-Gew.	
			Männer	Frauen
MOORE	1959	[64]	70,0 ± 1,05	65,0
MOENS	1962	[62]	77,8 ± 6,6	72 ± 13,4
17 versch. Autoren zit. in MOENS	1937—1960	[62]	68,7—89,5	66,1—85,5
MOORE	1963	[63, 64]	69 —70	57 —64
SJÖSTRAND	1965	[81, 82]	74,0	73,0
BURRI	1967	[17]	72,8 ± 0,62	—

Tabelle 9. *Blutvolumen beim Kind*

Alter	Gewicht kg	Länge cm	Blutvolumen ml
Neugeborenes	3,5	50	300
$^1/_4$ Jahr	5	60	400
$^1/_2$ Jahr	7	65	500
1 Jahr	10	75	700
2 Jahre	13	85	900
4 Jahre	17	105	1200
6 Jahre	21	115	1500
8 Jahre	25	130	1900
10 Jahre	33	140	2400
12 Jahre	40	150	3400

Tabelle 10. *Kriterien zur Errechnung des Sollvolumens beim Kreislaufgesunden*

Autor	Jahr	Lit.	Kriterien
ALLEN	1956	[2]	Gewicht, Größe, Geschlecht
PERRY	1956	[68]	Gewicht, Geschlecht, Ernährungszustand
HICKS	1956	[39]	Gewicht, Größe
MOORE	1959	[64]	Gewicht, Geschlecht, Habitus
BÖRNER	1960	[11]	relatives Gewicht, Größe
NADLER	1962	[65]	Gewicht, Größe, Geschlecht
ALLGÖWER	1962	[3]	Gewicht, Geschlecht, Habitus
MOORE	1963	[63, 64]	Gewicht, Geschlecht, Alter
DAGHER	1965	[21]	Gewicht, Geschlecht, Alter
BURRI	1967	[17]	Gewicht, Geschlecht, Habitus
ECKERT	1969	[24]	Gewicht, Länge (Oberfläche)

einstellen, auf. Verschiedene Kriterien, wie Geschlecht, Größe, Gewicht, Oberfläche, Alter, Ernährungszustand usw. werden zur Errechnung des Sollwertes verwendet (Tabelle 10). Die sicherste Korrelation gibt die „lean body mass", deren Bestimmung unter klinischen Verhältnissen jedoch außer Betracht fällt. Wir schließen uns der Ansicht MOOREs an, wonach jede Arbeitsgruppe entsprechend ihrer Methodik (Apparatur, Messung über PV oder EV, Farbstoff, Isotop usw.) eigene Normwerte erarbeiten sollte [63, 64].

Unsere Messungen an 110 kreislaufgesunden Männern ergaben einen Mittelwert von $72,8 \pm 6,2$ ml/kg Körpergewicht. Die entsprechende Gaußsche Verteilungskurve wird auf Abb. 4 mit derjenigen von MOORE [64] verglichen. Unser Häufigkeitsmaximum liegt um 2,8 ml/kg Körpergewicht höher, die Streuungen betragen $\pm 6,2$ (eigene Resultate) respektive $\pm 10,5$ ml/kg Körpergewicht (MOORE [64]).

Bringen wir die Resultate in Verbindung mit dem Körperbau der Patienten, ergeben sich Korrelationen, wie sie auf Abb. 5 dargestellt sind. Für den

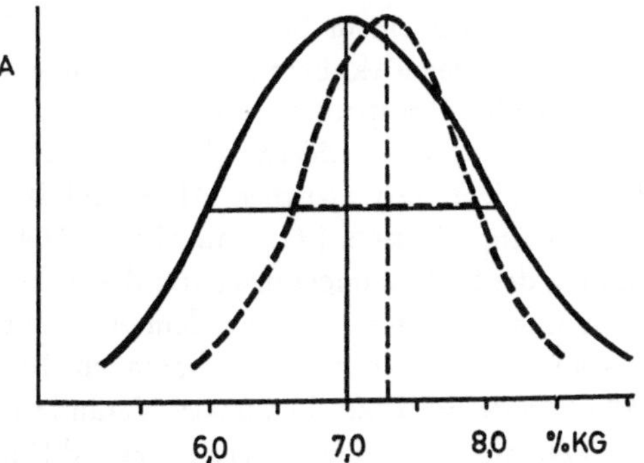

Abb. 4. Gaußsche Verteilungkurve der Blutvolumina unseres Patientengutes (- - -)
verglichen mit den Resultaten von Moore (————)

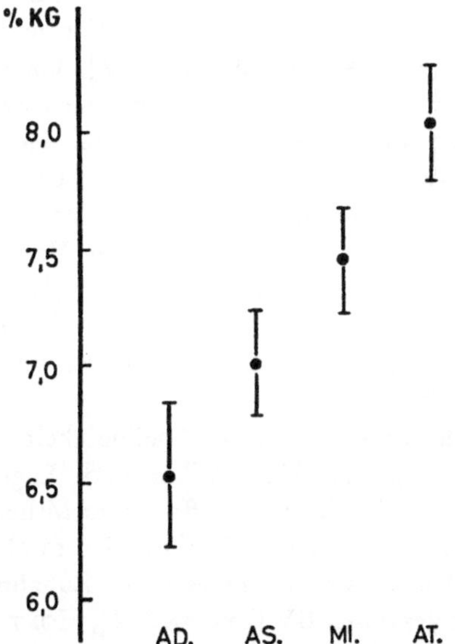

Abb. 5. Blutvolumina in % des Körpergewichtes in Abhängigkeit vom Habitus.
Mittelwert und Streuung ($\pm 2\,\varepsilon$). AD. = adipös; AS. = asthenisch; MI. = Mitteltyp;
AT. = athletisch

klinischen Gebrauch setzen wir für Adipöse 65, für Astheniker 70, für den
Mitteltyp 75 und für Athleten 80 ml/kg Körpergewicht ein. Bei weiblichen
Patienten lauten die entsprechenden Zahlen 60, 65, 70 und 75 ml/kg Körpergewicht. Dieses Vorgehen hat sich bei uns in über 1000 Bestimmungen
bewährt.

Während die individuellen Schwankungen von Blutdruck und Puls beim
Gesunden relativ gering und diese Größen von Körperwuchs, Geschlecht und
Habitus weitgehend unabhängig sind, kann der Blutvolumenunterschied zwi-

schen einer grazilen Frau und einem Schwerathleten bis 300% betragen. Während die Abhängigkeit der zirkulierenden Blutmenge von Habitus als Funktion von Körpergröße, Konstitution und Ernährungszustand (ALLEN [2], GREGERSEN [30, 31]) und Geschlecht (DAGHER [21], MOORE [64]) gesichert ist, sind die Beziehungen zwischen Alter und Blutvolumen beim Erwachsenen nicht eindeutig: DAGHER [21] und MOORE [64] berücksichtigen zwar bei der Berechnung des Sollvolumens das Alter des Patienten, COHN [19] fand jedoch bei Individuen, die mit zunehmendem Alter ihr Körpergewicht konstant hielten, keine Abnahme des zirkulierenden Blutvolumens und SJÖSTRAND [80—82] konnte die altersabhängigen Veränderungen auf gleichzeitig nachweisbare Verschiebungen des Gewichtes zurückführen.

Der letztgenannte Autor [82] stellte eine Abhängigkeit der zirkulierenden Blutmenge von der Jahreszeit fest mit einem Maximum im Frühling—Anfang Sommer und einem Minimum im Herbst—Anfang Winter. Ebenso besteht Klimaabhängigkeit mit Zunahme in Wärme und entsprechender Verminderung in Kälte (BASS [8], BROWN [12], GREGERSEN [31]). Veränderungen der Körperlage bedingen Verschiebungen zwischen den Flüssigkeitsräumen des Organismus: Beim Aufstehen von der horizontalen Ruhelage nimmt das intravasale Volumen ab, beim erneuten Hinlegen entsprechend den Veränderungen des hydrostatischen Capillardruckes wieder zu (BERSON [9], WATERFIELD [88]). Bei längerem Verbleiben in einer bestimmten Körperhaltung findet ein Ausgleich statt (WIDDOWSON [91]). Bei Bettruhe von 3 Wochen Dauer fand TAYLOR [86] eine Abnahme der intravasalen Blutmenge von 9,3%, normale Verhältnisse waren eine Woche nach Remobilisation wieder hergestellt.

Die Änderungen des Blutvolumens in Abhängigkeit von der Höhe gehen mit dem O_2-Angebot parallel: Unmittelbar nach Lagewechsel oder Aussetzen der Versuchsperson in ein sauerstoffärmeres Milieu findet, verbunden mit einer Hämokonzentration, eine Abnahme der totalen Blutmenge statt. Erst nach längerem Aufenthalt kommt es unter Zunahme des EV auch zu einer Vermehrung des gesamten BV (BROWN [12], HORTADO [48], STICKNEY [83]).

Unter plötzlich einsetzender Muskeltätigkeit nimmt die zirkulierende Blutmenge durch Herabsetzung des PV (Zunahme des Capillardruckes) ab (HOLMGREN [41, 42], KÖNIG [51]). Bei dauernder Mehrbelastung des Organismus durch Arbeitsleistung kommt es dagegen zu einer Volumenzunahme. So bestimmte SJÖSTRAND [81] bei Sportlern mit kurzdauernden Einsätzen ein mittleres BV von 73 ml/kg Körpergewicht, bei Radrennfahrern und Langstreckenläufern (Dauerleistungen) ein solches von 79 resp. 88 ml/kg Körpergewicht. Diese Befunde wurden durch HOLMGREN [42] am Menschen und DAVIS [22] im Tierversuch am Hund bestätigt. Nach ANTOINE [6] nimmt die zirkulierende Blutmenge in den letzten Monaten einer Gravidität zu, unter der Geburt kommt es vorwiegend während der Preßwehen zu

einer Verschiebung des intravasalen Volumens in den Thoraxbereich (GÖLT-
NER [29]).

Die zirkulierende Blutmenge zeigt demnach in Abhängigkeit von Geschlecht und Habitus beim Erwachsenen eine ausgeprägte physiologische
Streuung der individuellen Normwerte. Die Veränderungen beim einzelnen
Individuum dagegen sind unter physiologischen Bedingungen relativ gering,
sie dürften 20% nicht überschreiten.

V. Zentraler Venendruck

Über den Normbereich des arteriellen Blutdrucks und der Herzfrequenz
herrscht weitgehend Einigkeit. Die physiologischen Grenzen des Schockindex
sind damit gegeben, diejenigen für das Blutvolumen sollten entsprechend
der angewandten Meßtechnik von jeder Klinik für ihre eigenen Verhältnisse
festgelegt werden. Wir möchten diese Ansicht MOORES [63] unterstützen
und sie auf die Festlegung der physiologischen Grenzen des zentralen
Venendruckes ausdehnen:

WOOD [94] gibt einen Normbereich für den zentralen Venendruck zwischen —5 und +3 cm H_2O, SAEGESSER [73] einen solchen zwischen 10 und
15 cm Wassersäule an. Der untere Grenzwert des zweiten Autors liegt
somit 7 cm höher als der obere des ersten! Diese Diskrepanz läßt sich teilweise auf die Wahl unterschiedlicher äußerer Nullpunkte zurückführen. Es
scheint somit empfehlenswert, in Veröffentlichungen jeder Angabe über
Venendruckwerte die Lage des 0-Punktes für die Meßskala und den entsprechenden Normbereich beizufügen. Die Überprüfung der Korrelation Nullpunkt—Normbereich durch DEBRUNNER und BÜHLER [23] hat ergeben, daß
beispielsweise der häufig aber offenbar kritiklos angewandte Nullpunkt
von LYONS [60] mit dem von diesem Autor angegebenen Normbereich nicht
übereinstimmen kann. Abb. 6 gibt eine Übersicht über 0-Punkte und Normbereiche verschiedener Autoren. Auf dieser graphischen Übersicht ist der
Normbereich nach dem Vorschlag von DEBRUNNER und BÜHLER [23] ein-
gezeichnet. Bei einem äußeren 0-Punkt auf 10 cm über der Unterlage müßten
die Grenzwerte 5 und 13 cm H_2O betragen. Der untere Grenzwert von
HOSSLI [45] liegt 2 cm, derjenige von LONGERBEAM [59] 3 cm und die
von LYONS [60] und KUHN [53] gar 5 cm zu tief. Bei Annahme des Nullpunktes bei $1/2$ des Thoraxdurchmessers wäre eine physiologische Streuung
von 4—12 cm zu erwarten. Die von FRIEDMANN [26] und WINSOR [93]
angegebenen Grenzen liegen 2 cm zu tief resp. zu hoch. Eine Verteilung zwischen 3 und 10 cm Wasser entsprechen dem Nullpunkt auf $3/5$ des Thoraxdurchmessers über der Unterlage des Patienten (BURRI [15], SCHLAG [75],
LUTZ [59 a], HOSSLI [46]). SAEGESSER [73] wählt seinen Bezugspunkt bei
$2/3$ des Thoraxdurchmessers über der Unterlage, sein Streubereich liegt außerhalb der von DEBRUNNER u. BÜHLER [23] angegebenen physiologischen Zone.

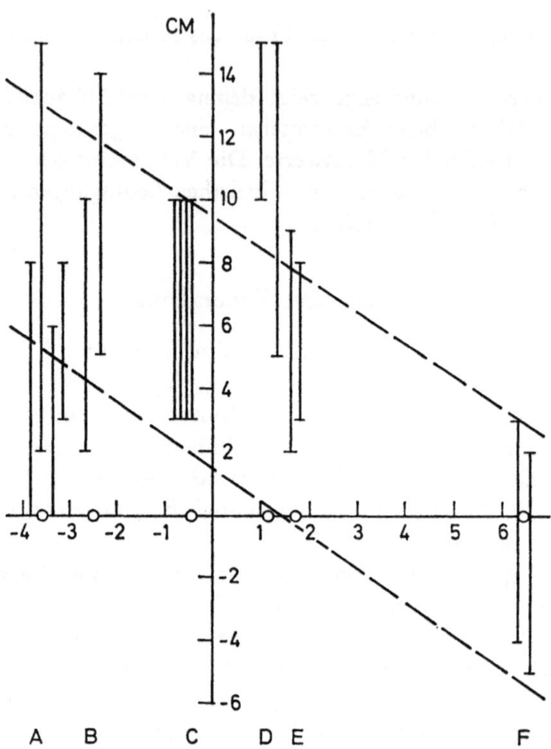

Abb. 6. 0-Punkte für die Meßskala und Normwerte verschiedener Autoren (modifizierte Darstellung nach DEBRUNNER u. BÜHLER [23]). *A* LYONS, LONGERBEAM, KUHN, HOSSLI (1. Angabe 1965); *B* FRIEDMANN, WINSOR; *C* BURRI, SCHLAG, HOSSLI (2. Angabe 1967), LUTZ; *D* SAEGESSER; *E* ALLGÖWER, HUGHES, HOSSLI; *F* JAIKARAN, WOOD

Die oberen Grenzwerte ALLGÖWERs [4], HUGHEs [47] und HOSSLIs [45] sind zu hoch, während JAIKARAN [49] und WOOD [94], trotz eines Nullpunktes, der mehr als 6 cm von der effektiven Position der Katheterspitze entfernt liegt, einen ihrem Nullpunkt entsprechenden physiologischen Bereich von −4 bis +3 und −5 bis +2 cm Wassersäule angeben. Aus dieser Übersicht läßt sich für die einzelnen äußeren Nullpunkte ein physiologischer Streubereich für den zentralen Venendruck ableiten, die entsprechenden Ergebnisse sind in Tabelle 11 zusammengestellt.

STOECKEL [84] gibt eine Übersicht über die Venendruckverhältnisse beim Säugling und Kleinkind: Der ZVD liegt beim Säugling um 6 cm Wassersäule, nach dem 2. Lebensjahr entsprechend den Beobachtungen von BURCH [13] und LAMBERT [54] um 4,8 cm. Die Werte STOECKELs [84] bei kranken Säuglingen und Kleinkindern in Narkose (1%/o Halothan) betragen im Mittel 4,35 cm Wassersäule. Nach WINSOR [93] finden sich beim einzelnen

Tabelle 11. *Physiologische Grenzen des zentralen Venendruckes in Abhängigkeit vom äußeren 0-Punkt*

0-Punkt	Bezeichnung in Abb. 11	Normbereich
10 cm über der Unterlage	A	5 —13 cm H_2O
$^1/_2$ Thoraxdurchmesser	B	4 —12 cm H_2O
$^3/_5$ Thoraxdurchmesser	C	2 —10 cm H_2O
$^2/_3$ Thoraxdurchmesser	D	0,5— 8,5 cm H_2O
5 cm unter Ang. Ludowici	E	0 — 8 cm H_2O
Sternum	F	—5—+3 cm H_2O

Individuum tägliche Schwankungen bis zu 3 cm Wasser, ein gleiches Ausmaß zeigten die täglich zur gleichen Stunde durchgeführten Messungen während 10 Tagen.

Im Schlaf kommt es zu einer geringgradigen Herabsetzung des ZVD (SYKES [85]). Bedeutend eindrucksvoller sind die Veränderungen bei Lagewechsel: Ein gesunder junger Mensch zeigt in horizontaler Ruhelage einen ZVD von 5,5 cm. Wird der Kipptisch am Kopfende um 22,5° angehoben, fällt der Druck in der Vena cava auf 3,5 cm, bei 45° auf 0,5 cm H_2O. In Kopftieflage um 22,5° beträgt der Wert 8,5 cm Wasser. Diese Druckänderungen gleichen sich durch rasch einsetzende Regulationsmechanismen teilweise wieder aus. Trotzdem sollte die Venendruckmessung wenn immer möglich in horizontaler Körperlage ausgeführt werden. Liegt die Katheterspitze distal in der Vena cava inferior, ergibt Kopfhochlagerung erhöhte Venendruckwerte, Kopftieflage erniedrigte. Theoretisch ließe sich durch Verschieben der Katheterspitze an den hydrostatischen Indifferenzpunkt das Problem der Lageabhängigkeit des zentralen Venendruckes lösen. Dieser Punkt befindet sich nach GAUER u. SIEKER [27] 5—10 cm unterhalb des Diaphragmas in der Vena cava caudalis. Ihm entspricht nach HAAN [35] der äußere Nullpunkt nach LYONS [60] am ehesten. Die Wahl dieses Referenzpunktes verliert aber seine Bedeutung solange die Katheterspitze in der Vena cava superior liegt.

Temperatureinflüsse bewirken geringgradige Veränderungen des ZVD, Wärme einen leichten Abfall, Kälte einen leichten Anstieg, Schmerz führt zu einer Erhöhung des ZVD. Diese Befunde SYKES' [85] stammen von peripheren Messungen, sie wurden von HOSSLI [45] auf den zentralen Venendruck übertragen.

Atmung und Druckverhältnisse im intrathorakalen Raum beeinflussen den Druck im Hohlvenensystem: Bei gleichmäßiger Atmung in Ruhelage lassen sich mit Druckwandler und Direktschreiber atemsynchrone Schwankungen registrieren (BURRI [16, 18]). Bei tiefer In- und Exspiration betragen die Schwankungen um 1 cm H_2O, sie sind auch bei der Messung durch Flüssigkeitsmanometrie deutlich erkennbar und bedeuten eine Hilfsmaßnahme zur Erkennung der richtigen Katheterlage. Unter Hyperventilation kommt es zu einem raschen Absinken des zentralen Venendruckes um 1—2 cm (KROETZ [52]), wobei dieser Effekt eher durch die inspiratorische Verminderung des intrathorakalen Druckes als auf die ventilatorische Alkalose zurückzuführen ist. Intrapulmonaler Druck von —20 mm Hg führt beim Hund zu einem negativen Druck in der Cava cranialis um —10 mm Hg, Erhöhung des Lungendruckes auf +20 mm Hg führt zu einem ZVD von 8,4 mm Hg (SCHORER [78]). Quantitativ gleiche Resultate erhielten HOLT [44] und LENFANT [58] unter Spontanatmung der Versuchstiere.

Bei Zunahme des mittleren Alveolardruckes erhöht sich der Druck im rechten Ventrikel, rechten Vorhof, Vena cava und den Pulmonalgefäßen, der Flow in den Jugular- und Femoralgefäßen dagegen nimmt ab. COOKE [20] registrierte die Kreislaufgrößen an Hunden in Unterdruckkammern. Bei Vakuum-Bedingungen trat durch Abfall des arteriellen bei gleichzeitigem Anstieg des venösen Druckes eine Überschneidung der beiden Kurven auf, der zentrale Venendruck betrug nach 2 min gegen 100 (!), der arterielle dagegen nur mehr 80 mm Hg.

Beim Menschen steigt der Druck im Venensystem während eines Valsalva-Versuches von 10 sec Dauer um 5 cm H_2O (SHARPEY-SCHAEFER [79]).

Bei künstlicher Beatmung am Schaf konnten wir unter konstanter Zunahme des Beatmungsdruckes eine Zunahme des zentralen Venendruckes festhalten, gleichzeitig mit der Einschränkung der Atemexkursionen wurden die atemsynchronen Schwankungen des ZVD kleiner. Bei forcierter Inspiration und Verhinderung der Exspiration steigt der Druck im oberen Hohlvenensystem extrem an, die kleinen noch meßbaren Ausschläge entsprechen der Herzfrequenz, die Atemschwankungen verschwinden. Diese Beobachtungen erschienen uns von klinischer Bedeutung. Wir prüften deshalb die Abhängigkeit des ZVD vom Beatmungsdruck an 6 Patienten unter assistierter Beatmung mit dem Bird-Gerät: Der mittlere Ausgangswert des ZVD lag bei 3,5 cm H_2O. Nach Einsetzen der Beatmung unter einem Inspirationsdruck von 15—20 mm Hg stieg der ZVD auf 7,5 cm an. Der Anstieg für die einzelnen Individuen betrug 2—8 cm Wasser. Zur Abgrenzung der mechanischen von den blutchemischen Faktoren registrierten wir Atem- und Venendruckkurven unter Verminderung des O_2 und Erhöhung des CO_2 in der Einatmungsluft am Schaf: Unter diesen Bedingungen kommt es zu einer kontinuierlichen Vergrößerung der Atem- und Venendruckausschläge bei kaum verändertem venösem Mitteldruck. Unter Rückkehr zu den Ausgangsbedingungen werden die Exkursionen wieder kleiner, der ZVD bleibt praktisch konstant.

Beim Trainierten findet sich auch unter schwerer körperlicher Belastung nur ein geringfügiger Anstieg des rechten Vorhofdruckes. Das venöse Angebot in der Cava superior bleibt bei Beinarbeit praktisch unverändert, in der unteren Hohlvene kann es auf das Dreifache ansteigen, der resultierende ZVD zeigt kaum Veränderungen (GUYTON [34], NIELSON [66]). Bei Patienten mit Pacemaker steigt der ZVD unter Belastung bei konstanter Frequenz entsprechend der Arbeitsleistung (BEVEGÅRD [10]).

In der normalen Schwangerschaft liegen die ZVD-Werte im Bereich der Norm. Während der Geburt werden extrem hohe Werte gemessen, die unter Mitpressen der Gebärenden 60 cm H_2O (!) erreichen können (GÖLTNER [29]).

Der Druck in den peripheren Venen hängt von der Lokalisation der Meßstelle ab. In diesem Zusammenhang stellt sich die Frage nach der Berechtigung der peripheren Venendruckmessung, wie sie von FEURSTEIN [25] propagiert und an zahlreichen Krankenhäusern ausgeführt wird: der Druck in der Vena cubitalis beispielsweise wird durch Armhaltung, Gefäßtonus, Gewebedruck (Ödem), Hindernisse im Gefäßlumen (Klappen, Thrombosen) in unterschiedlicher Weise beeinflußt. Tierversuche haben ergeben, daß die periphere Messung auch unter idealen Bedingungen weniger zuverlässige Resultate gibt wie die zentrale (BURRI [16]). WIGGERS [92], HEGGLIN u. RUTISHAUSER [38] konnten nachweisen, daß der periphere Venendruck den Druckverhältnissen im rechten Vorhof nicht entspricht. Im kardialen Schock kann bei hohen Drucken im rechten Vorhof der Druck in den peripheren Venen erniedrigt sein und zu verhängnisvollen therapeutischen Maßnahmen führen. Die Messung des peripheren Venendruckes ist demnach auch am kleinen Spital nicht mehr zu vertreten.

Literatur

1. AHNEFELD, F. W., HALMAGYI, M., ÜBERLA, K.: Untersuchungen zur Bewertung kolloidaler Volumenersatzmittel. Anaesthesist 14, 137 (1965).
2. ALLEN, A. T., PENG, M. T., CHENG, K. P., HUANG, T. F., CHANG, C., FANG, H. S.: Prediction of blood volume and adiposity in man from body weight and cube of height. Metabolism 5, 328 (1956).
3. ALLGÖWER, M., STUDER, E.: Methodik und Ergebnisse einer Schnellbestimmung des Blutvolumens mit [131]Jod in der Klinik. Langenbecks Arch. klin. Chir. 301, 122 (1962).
4. — Mesures diagnostiques dans l'appréciation des traumatisés graves. Méd. et Hyg. (Genève) 23, 503 (1965).
5. — BURRI, C.: Schockindex. Dtsch. med. Wschr. 43, 1947 (1967).
6. ANTOINE, T.: Weibels Lehrbuch der Frauenheilkunde, Bd. II. Wien: Urban & Schwarzenberg 1948.
7. BARRATT-BOYES, G. B., WOOD, E. H.: Hemodynamic response of healthy subjects to exercise in the supine position while breathing oxygen. J. appl. Physiol. 11, 129 (1957).
8. BASS, D. E., HENSCHEL, A.: Response of body fluid compartments to heat and cold. Physiol. Rev. 36, 128 (1956).
9. BERSON, S. A., YALOW, R. S., AZULAY, A., SCHREIBER, S., ROSWITT, B.: The biological decay curve of P^{32} tagged erythrocytes. Application to study of acute changes in blood volume. J. clin. Invest. 31, 581 (1952).

10. BEVEGÅRD, S., JONSSON, B., KARLOF, I., LAGERGREN, H., SOWTON, E.: Effect of changes in ventricular rate on cardiac output and central venous pressure at rest and during exercise in patients with artificial pacemakers. Cardiovasc. Res. 1, 21 (1967).

11. BÖRNER, W., KOLB, J., MOLL, E., SCHRÖDER, J.: Über Beziehungen zwischen Fettanteil des Körpers, zirkulierendem Blutvolumen und venösem Hämatokrit. Klin. Wschr. 38, 21 (1960).

12. BROWN, E., HOPPER, J., WENNESLAND, R.: Blood volume and its regulation. Ann. Rev. Physiol. 19, 231 (1957).

13. BURCH, G. E.: A primer of venous pressure. Philadelphia: Lea & Febiger 1950.

14. BURTON, R. R., BESCH, E. L., SMITH, A. H.: Effect of chronic hypoxia on the pulmonary arterial blood pressure of the chicken. Amer. J. Physiol. 214, 1438 (1968).

15. BURRI, C., MÜLLER, W., KUNER, E., ALLGÖWER, M.: Methodik der Venendruckmessung. Schweiz. med. Wschr. 96, 624 (1966).

16. — — Venendruckmessungen im Tierversuch und beim chirurgischen Patienten. Anaesthesist 15, 132 (1966).

17. — LÄDRACH, H. R., SIEGRIST, J., ALLGÖWER, M.: Die Bedeutung des arteriellen Blutdrucks, seiner Amplitude und der Pulszahl beim hypovolämischen Patienten. Helv. chir. Acta 34, 535 (1967).

18. — Der zentrale Venendruck. St. Gallen: Hausmann 1969.

19. COHN, J., SHOCK, N. W.: Blood volume studies on middle aged and elderly males. Amer. J. med. Sci. 217, 388 (1949).

20. COOKE, J. P., CAIN, S. M., BANCROFT, R. W.: High venous pressure during exposure of dogs to near vacuum conditions. Aerospace Med. 39, 1021 (1967).

21. DAGHER, F. J., LYONS, J. H., FINLAYSON, D. C., SHAMSAI, J., MOORE, F. D.: Blood volume measurement. A critical study. In: Advances in Surgery, Vol. 1. Ed.: C. E. WELCH. Chicago: Year Book Med. Publ. Inc. 1965, p. 69.

22. DAVIS, Y. E., BREWER, N.: Effect of physical training on blood volume, hemoglobin, alkali reserve and osmotic resistance of erythrocytes. Amer. J. Physiol. 113, 586 (1935).

23. DEBRUNNER, F., BÜHLER, F.: "Normal central venous pressure", significance of reference point and normal range. Brit. med. J. 3, 148 (1969).

24. ECKERT, P., PAQUET, K. J.: Eine neue einfache Tabelle zur Berechnung des Blutvolumens und des Extrazellulärraumes. Chirurg 40, 169 (1969).

25. FEURSTEIN, V.: Grundlagen und Ergebnisse der Venendruckmessung zur Prüfung des zirkulierenden Blutvolumens. Anaesth. u. Wiederbel. 7. Berlin-Heidelberg-New York: Springer 1965.

26. FRIEDMANN, E., GRABLE, E., FINE, J.: Central venous pressure and direct serial measurements as guides in blood-volume replacement. Lancet 1966 II, 609.

27. GAUER, O. H., SIEKER, H. O.: The continuous recording of central venous pressure from an arm vein. Circulat. Res. 4, 74 (1956).

28. GÖLTNER, E., BABENERD, J., BAUMGARTNER, W.: Bedeutung des intrathorakalen Venendruckes und der Herzfrequenz während der Austreibungs- und Nachgeburtsperiode. Med. Klin. 62, 1821 (1967).

29. — Intrathorakaler Venendruck und Atmung während der Geburt. Arch. Gynäk. 204, 291 (1967).

30. GREGERSEN, M. I., NICKERSON, J. L.: Relation of blood volume and cardiac output to body type. J. appl. Physiol. 3, 329 (1950).

31. — RAWSON, R. A.: Blood volume. Physiol. Rev. 39, 307 (1959).

32. GROLLMANN, A.: The cardiac output of man in health and disease. Springfield: Thomas 1932.

33. GRUBER, U. F., ALLGÖWER, M.: Clinical application of blood volume measurements in shock. Bibl. haemat. **23**, fasc. **5**, 1079 (1965).

34. GUYTON, A. C.: Venous return. In: Handbook of Physiology. Circulation II. Washington: Amer. Physiol. Soc. 1965, p. 1099.

35. HAAN, D.: Ergebnisse einer neuen Methode zur Registrierung des zentralen Venendruckes. Arch. Kreisl.-Forsch. **53**, 192 (1967).

36. HAID, B.: Pers. Mitteilung.

37. HAMILTON, W. F., WOODBURY, R. A., VOGT, E.: Differential pressures in the lesser circulation in the unanaesthetized dog. Amer. J. Physiol. **125**, 130 (1939).

38. HEGGLIN, R., RUTISHAUSER, W.: Kreislaufdiagnostik mit der Farbstoffverdünnungsmethode. Stuttgart: Georg Thieme 1962.

39. HICKS, D. A.: Estimation and prediction of normal blood volume. Clin. Sci. **15**, 557 (1956).

40. HINKE, A., KREPPEL, E.: Über den Einfluß der Lageänderung auf Herzfrequenz, Blutdruck und Katecholaminausscheidung im Harn bei Säuglingen, Kleinkindern und älteren Kindern. Klin. Wschr. **44**, 1071 (1966).

41. HOLMGREN, A.: Circulatory changes during muscular work in man. Scand. J. clin. Lab. Invest. **8**, Suppl. **24**, 1956.

42. — JONSSON, B., LEVANDER, H., LINDERHOLM, F., MOSSFELDT, T., SJÖSTRAND, T., STRÖM, G.: Effect of physical training in vasoregulatory asthenia, in Da Costas' syndrome, and in neurosis without heart symptoms. Acta med. scand. **165**, 89 (1959).

43. — MOSSFELDT, T., SJÖSTRAND, T., STRÖM, G.: Effect of training on work capacity, total haemoglobin, blood volume, heart volume and pulse rate in recumbent and upright positions. Acta physiol. scand. **50**, 72 (1960).

44. HOLT, J. P.: The effect of positive and negative intrathoracic pressure on cardiac output and venous pressure in dog. Amer. J. Physiol. **142**, 594 (1944).

45. HOSSLI, G.: Die praktische Bedeutung der Venendruckmessung bei Notfällen. Z. Unfallmed. Berufskr. **2**, 97 (1965).

46. — BURRI, C.: Manometrie im Schock. Klin. Med. **22**, 21 (1967).

47. HUGHES, R. E., MAGOVERN, G. J.: The relationship between right atrial pressure and blood-volume. Arch. Surg. **79**, 239 (1959).

48. HORTADO, A., MERINO, C., DELGADO, E.: Influence of anoxemia on the hemopoietic activity. Arch. intern. Med. **75**, 284 (1945).

49. JAIKARAN, S. M.: Normal central venous pressure. Brit. J. Surg. **55**, 609 (1968).

50. KLOTZBÜCHER, E., RETTER, T.: Über das Verhalten des Arbeitspulses bei der Errichtung hoher Bauwerke. Int. Z. angew. Physiol. **25**, 162 (1968).

51. KÖNIG, E., WIDMANN, W., ZÖLLNER, N.: Veränderungen des Plasmavolumens durch normale und maximale Arbeit beim Sitzen. Z. ges. exp. Med. **141**, 250 (1966).

52. KROETZ, C.: Die Koeffizienten des klinisch meßbaren Venendruckes. Dtsch. Arch. Klin. Med. **139**, 325 (1922).

53. KUHN, W., BACH, H. G.: Punktion und Katheterismus der Vena cava in Geburtshilfe und Gynäkologie. Geburtsh. u. Frauenheilk. **26**, 1272 (1966).

54. LAMBERT, J. P., zit. in STOECKEL: Kreislaufüberwachung bei Säuglingen und Kleinkindern. Anaesthesist **18**, 25 (1969).

55. LANDIS, E. M., HORTENSTINE, J. C.: Functional significance of venous blood pressure. Physiol. Rev. **30**, 1 (1950).

56. Lauson, H. D., Bloomfield, R. A., Cournand, A.: The influence of the respiration on the circulation in man, with special reference to pressures in right auricle, right ventricle, femoral artery and peripheral veins. Amer. J. Med. I, 315 (1946).

57. Laszt, L., Müller, A., Pircher, L.: Vergleich zwischen direkter und indirekter Blutdruckmessung am Menschen. Verh. Dtsch. Ges. Kreisl.-Forsch. 15, 92 (1949).

58. Lenfant, C., Howell, B. J.: Cardiovascular adjustments in dogs during continuous pressure breathing. J. appl. Physiol. 15, 425 (1960).

59. Longerbeam, J. K., Vannix, R., Wagner, W., Joergenson, E.: Central pressure monitoring. Amer. J. Surg. 110, 220 (1965).

59a. Lutz, H., Stoeckel, H.: Physiologie und Pathophysiologie des zentralen Venendruckes. Anaesth. u. Wiederbel. 34, 1 (1969).

60. Lyons, R. H., Kennedy, J. A., Burwell, C. S.: Measurement of venous pressure by direct method. Amer. Heart J. 16, 775 (1968).

61. Master, J. K.: Normal blood pressure and hypertension. Philadelphia: Lea & Febiger 1952.

62. Moens, R. S., Busset, R., Collet, R. A., Mach, R. S.: Utilisation de l'albumine-^{131}J (RIHSA) pour la détermination du volume plasmatique et du volume sanguin chez le sujet normal. Schweiz. med. Wschr. 51, 1660 (1967); — Schweiz. med. Wschr. 52, 1967 (1967).

63. Moore, F. D., Olesen, K. H., McMurray, J. D., Parker, H. V., Ball, M. R., Boyden, C. M.: The body cell mass and its supporting environment. Philadelphia: W. B. Saunders Co. 1963.

64. — Metabolic care of the surgical patient. Philadelphia: W. B. Saunders Co. 1963.

65. Nadler, S. B., Hidalgo, J. V., Bloch, T.: Prediction of blood volume in normal human adults. Surgery 51, 224 (1962).

66. Nielsen, J. S., Fabricius, J.: The blood flow in the caval veins at rest and during exercise in normal subjects. Acta med. scand. 183, 97 (1968).

67. Podlesch, J., Welter, W., Reif, E.: Der Einfluß künstlicher Beatmung auf das Schlagvolumen und seine Ursachen. Anaesthesist 15, 126 (1966).

68. Perry, F. A.: Blood volume replacement in surgical patients. S. clin. North. Amer. 36, 301 (1956).

69. Richards, D. W.: Circulatory effects of hyperventilation and hypoventilation. In: Handbook of Physiology. Circulation II. Washington: Amer. Physiol. Soc. 1965, p. 1887.

70. Roskamm, H., Brandts, N., Reindell, H.: Zur Trainierbarkeit der Herz- und Kreislaufleistungsfähigkeit in Abhängigkeit von Alter und Geschlecht. Cardiologia (Basel) 48, 441 (1966).

71. Rossi, E.: Die Krankheiten des Herzens und des Kreislaufs. In: Lehrbuch der Pädiatrie. Hrsg.: G. Fanconi u. A. Wallgreen. Basel-Stuttgart: B. Schwabe 1958.

72. Rushmer, R. F., Smith, D. A., Jr.: Cardiac control. Physiol. Rev. 39, 41 (1959).

73. Saegesser, M.: Die Bedeutung des zentralen venösen Blutdrucks in der Chirurgie. Schweiz. med. Wschr. 95, 974 (1965).

74. Sarre, H.: Klinik und Therapie der Hyper- und Hypotonie. Verh. Dtsch. Ges. Kreisl.-Forsch. 15, 137 (1949).

75. Schlag, G.: Die Bedeutung des zentralen Venendrucks in der Traumatologie. Chirurg. 38, 523 (1967).

76. Schneider, E. C., Collins, R.: Venous pressure responses to exercise. Amer. J. Physiol. 121, 574 (1938).

77. Schneider, M.: Physiologie des Menschen. 15. Aufl. Berlin-Göttingen-Heidelberg: Springer 1964.
78. Schorer, R.: Auswirkungen der Atemmechanik auf den Kreislauf. Anaesth. u. Wiederbel. 10, Berlin-Göttingen-Heidelberg: Springer 1965.
79. Sharpey-Schafer, E. P.: Venous tone. Brit. med. J. 16, 1589 (1961).
80. Sjöstrand, T.: The total quantity of hemoglobin in man and its relation to age, sex, body weight and height. Acta physiol. scand. 18, 324 (1949).
81. — Blood volume. In: Handbook of Physiology. Circulation II. Washington: Amer. Physiol. Soc. 1965, p. 51.
82. — Volume and distribution of blood and their significance in regulating the circulation. Physiol. Rev. 33, 202 (1953).
83. Stickney, J. C., Liere, E. J.: Acclimatization to low oxygen tension. Physiol. Rev. 33, 13 (1953).
84. Stoeckel, H.: Kreislaufüberwachung bei Säuglingen und Kleinkindern. Anaesthesist 18, 25 (1969).
85. Sykes, M. K.: Venous pressure as a clinical indication of adaequacy of transfusion. Ann. roy. Coll. Surg. Engl. 33, 185 (1963).
86. Taylor, H. L., Erickson, L., Henschel, A., Keys, A.: The effect of bed rest on the blood volume of normal young men. Amer. J. Physiol. 144, 227 (1945).
87. Turino, G. M., Brandfonbrenner, M., Fishman, A. P.: The effect of changes in ventilation and pulmonary blood flow on the diffusing capacity of the lung. J. clin. Invest. 38, 1186 (1959).
88. Waterfield, R. L.: The effect of posture on the circulating blood volume. J. Physiol. 72, 110 (1931).
89. Weiss, A.: Blutdruck und Muskelarbeit, insbesondere bei Hypertonikern von 17—60 Jahren. Verh. Dtsch. Ges. Kreisl.-Forsch. 15, 96 (1949).
90. Wetzler, K.: Zur Physiologie des Blutdrucks. Verh. Dtsch. Ges. Kreisl.-Forsch. 15, 1 (1949).
91. Widdowson, E. M., McChange, R. A.: The effect of rest in bed on plasma volume as indicated by haemoglobin and haematocrit levels. Lancet 1950 I, 539.
92. Wiggers, C. J.: Physiology of shock. New York: The Commonwealth Fund 1950.
93. Winsor, F., Burch, G. E.: Use of the phlebomanometer: Normal venous pressure values and a study of certain clinical aspects of venous hypertension in man. Amer. Heart J. 4, 387 (1946).
94. Wood, P. H.: Diseases of the heart and circulation. 2nd. Ed. London: Eyre and Spottiswoode 1956.

E. Das Verhalten der einfachen Kreislaufgrößen bei akutem Volumenverlust

I. Reaktion des Organismus auf akuten Blutverlust

In der Chirurgie stellt der akute Blutverlust innerer Ursache (Hämorrhagie aus dem Magen-Darmtrakt) nach Unfall, anläßlich eines chirurgischen Eingriffes und als postoperative Komplikation ein zentrales Problem dar. Ausgedehnte Verluste innerhalb einer kurzen Zeitspanne führen zum klinischen Bild des Schocks, dessen äußere Erscheinungsform bereits 1870 durch

FISCHER [41] meisterhaft definiert wurde. Wird der kritische Kreislauf-
zustand frühzeitig erkannt und die verlorene Blutmenge durch eine adäquate
Menge Volumen substituiert, kommt es zur Restitutio (ALLGÖWER [4],
BRUNNER [18], GRUBER [55], MEYER [80], RITTMANN [91], SAEGESSER
[94]). Damit ist bereits herausgestellt, daß neben der Substitution dem
Faktor Zeit eine überragende Bedeutung zukommt: Die Frühphase des
hämorrhagischen Schocks ist vorwiegend durch Veränderungen der Kreislauf-
dynamik (FREEMAN [44, 45], MAHONEY [79]) die Spätphase durch die
Folgen der herabgesetzten Gewebsperfusion gekennzeichnet. Entsprechende
Literatur findet sich bei AHNEFELD [1], ALLGÖWER [3—5], BARTTER [9],
BEARN [10], BENDIXEN [11], BLALOCK [12], BOCK [13], BRODER [16],
BROOKS [17], BULL [19], BURRI [20], FINE [40], FRIEDMANN [46], GELIN
[51], McGIFF [52], HENDERSON [57], HERSHEY [60], HEYMANS [61],
LAVER [72], LILLEHEI [76], LUTZ [78], PAREIRA [85], POLLOCK [86],
LE QUESNE [88], REMINGTON [89], RITTMANN [90], SCOTT [96], SEELY
[97], SERKES [98], SHOEMAKER [99], SILBERSCHHMID [100], SMITH [102],
DE WARDENER [106], WADSWORTH [107], WALLACE [108], WIGGERS [109].

II. Schätzung eines Blutverlustes

Das zirkulierende Blutvolumen kann nach einem Unfall, während
einer Operation oder bei einem inneren Verlust durch Bestimmung des
Verlustes oder des intravasal noch vorhandenen Volumens gemessen
werden:

Die Bestimmung der verlorenen Blutmenge ist in praxi unmöglich, es
kann sich dabei im besten Falle um eine Schätzung handeln. Anhaltspunkte
über das Ausmaß eines Blutverlustes nach Unfall geben Art des Traumas,
Typen und Lokalisation von Frakturen und Kontusionen. Derartige Informationen wurden durch Volumenmessungen bei Verletzten, insbesondere
durch CLARKE [30—32], GRANT [54], NOBLE [83] und BULL [19] erhalten. NOBLE und GREGERSEN [83] fanden dabei in den meisten Fällen bei
der Messung größere Verluste, als man bei klinischer Schätzung angenommen
hatte: Eine Fraktur mit zusätzlicher Weichteilschädigung bewirkt nach diesen Autoren einen Verlust um 20%, zwei Knochenbrüche zwischen 20 und
40% und drei über 40% des Sollvolumens. GRANT u. REEVE [54] setzten
die gemessenen Volumina in Beziehung zur Größe des Gewebeschadens und
finden gewisse Korrelationen zwischen verlorenem Volumen und Gewebeschädigung, ausgedrückt in Handflächen für oberflächliche Kontusionen und
in Faustvolumina für tiefreichende Verletzungen. Die Beobachtungen CLARKES
[31] ergänzt durch die Resultate von BULL [19] ergeben bei geschlossenen
Unterschenkelfrakturen Blutungen von 0,5—1 Liter, bei offenen um 2 Liter.
Ein Bruch des Femurs kann zu Verlusten von 1—8 Litern führen, Becken-
frakturen von 2—5 Litern, gelegentlich auch mehr.

Chirurg und Anaesthesist unterschätzen in der Regel die peroperativen Verluste. Nach ENDERLIN [37] verbessern gravimetrische oder Extraktionsverfahren die subjektiven Schätzungen, der erforderliche Aufwand übersteigt jedoch die Genauigkeit dieser Methoden.

Die direkte volumetrische Bestimmung der nach Trauma oder Hämorrhagie anderer Ursachen zirkulierenden, effektiven Blutmenge gibt bei kritischer und sinnvoller Anwendung die zuverlässigsten Resultate (GRANT u. REEVE [54], CLARKE [32]). Beim Bestehen eines schweren Schockzustandes mit ausgedehnter Beeinträchtigung der Mikrozirkulation kann die direkte Blutvolumenmessung infolge ungenügender Verteilung und bei andauerndem massivem Blutverlust wegen Verlustes von Testsubstanzen ungenügende Resultate ergeben (KEDDIE [68], GRUBER [55], McLEAN [75]). Immerhin konnte BAKER [8] durch vergleichende Messungen zeigen, daß im hämorrhagischen Schock die Bestimmungen des Plasmavolumens denjenigen des Erythrocytenvolumens überlegen sind. CLARKE u. Mitarb. [31, 32] fanden bei vergleichenden Volumenmessungen unmittelbar nach dem Trauma und später in ungefähr 10% der Fälle zu niedrige Ergebnisse bei der ersten Bestimmung. Die meisten „Fehlbestimmungen" lagen dabei in der Größenordnung von 500 ml, nur in zwei von 120 Fällen wurde der Verlust um mehr als 1 Liter überschätzt.

AHNEFELD [1] erreicht auch nach Verbrennungen mit der RIHSA-Methode zuverlässige Resultate. Die Verläßlichkeit der Blutvolumenbestimmung scheint damit nach größeren Blutverlusten für die Klinik genügend, um uns in die Lage zu setzen, die Aussagekraft der übrigen einfachen Kreislaufgrößen vergleichend zu prüfen:

Es soll deshalb in der Folge das Verhalten der einfachen Kreislaufgrößen in Abhängigkeit vom Volumenverlust anhand von Resultaten aus der Literatur und den Ergebnissen einer eigenen Serie von 176 Patienten (ZVD bei 102 Patienten) untersucht werden *. Wir teilen zudem unser Krankengut entsprechend der Ursache des Blutverlustes in 4 Gruppen auf:

Gruppe B: Innere Blutungen, Hämorrhagien ohne Trauma.
Gruppe A: Blutungen ins freie Abdomen.
Gruppe E: Blutverluste infolge Extremitätenverletzung.
Gruppe T: Blutverluste infolge Thoraxtrauma.

Mit statistischen Untersuchungen wird versucht, Korrelationen zwischen Ausmaß und Ätiologie des Volumenverlustes und Reaktion von arteriellem Druck, Herzfrequenz, Schockindex und ZVD herzustellen.

---

* Für die statistischen Berechnungen benötigten wir die Unterstützung von Herrn Pd. Dr. PAUL SCHMID, Lektor für medizinische Statistik an der Universität Basel. Für die wertvolle Hilfe sei an dieser Stelle Herrn Dr. SCHMID herzlich gedankt.

In Tabelle 12 findet sich eine Aufstellung der zitierten Autoren, des Patientengutes, der Blutvolumenbestimmungsmethode und der Anzahl Einzelbestimmungen. Im gesamten verfügen wir über 431 Blutvolumen-, 431 Blutdruck-, 389 Puls- und Schockindex- sowie 102 Venendruckbestimmungen. Aus der Literatur wurden nur Fälle berücksichtigt, die einen signifikanten Blutverlust ohne Begleitverletzungen von Gehirn und Rückenmark (ALEXANDER [2]) oder Infektionen (z. B. Darmverletzungen nach mehreren Stunden) aufweisen. Die auf den Abb. 7 und 11 aufgeführten Ergebnisse von FISHER [42] stellen Übertragungen aus graphischen Darstellungen dar, sie werden in der Statistik nicht berücksichtigt. Wegen ungenügend großer Anzahl Beobachtungen wurden für die Resultate von HOPKINS [62] keine Regressionen gerechnet.

Tabelle 12. *Zusammensetzung des ausgewerteten Patientengutes*

Autor	Lit.	Patientengut	BV-Bestimmung	n RR	n Puls	n SI	n ZVD
EMERSON	[36]	Kriegsverletzte	T 1824	39	39	39	—
GRANT u. REEVE	[54]	Kriegsverletzte	T 1824	53	53	53	—
CHUTE	[29]	Kriegsverletzte	T 1824	42	—	—	—
EVANS	[38]	ziv. Verletzungen	T 1824	109	109	109	—
HOPKINS	[62]	ziv. Verletzungen	^{131}J	12	12	12	—
BURRI	—	ziv. Verletzungen innere Blutungen	^{131}J	176	176	176	102
Total		Kriegsverletzungen, ziv. Verletzungen, innere Blutungen	T 1824, ^{131}J	431	389	389	102

III. Der arterielle Blutdruck bei akuter Hypovolämie

1. Ergebnisse aus der Literatur

Die Erfahrungen von EMERSON [36], CHUTE [29] sowie GRANT u. REEVE [54] bei Kriegsverletzten, von EVANS [38] und FISHER [42] nach zivilen Verletzungen werden von BULL [19] wie folgt zusammengefaßt:

1. Die meisten Fälle mit einem systolischen Druck unter 100 mm Hg weisen einen Blutverlust von 30% oder mehr des Sollwertes auf.

2. Zahlreiche Patienten mit einem Blutdruck über 100 mm Hg haben weniger als 30% ihres Blutvolumens verloren, ein normaler Blutdruck schließt jedoch größere Verluste nicht aus.

3. Ein systolischer Druck über 140 mm Hg schließt einen Verlust von mehr als 20% praktisch immer aus.

Nach SAEGESSER [94] entspricht bei einer Blutung ein systolischer Druck von 100 mm Hg einem Verlust von 15—20%, ein solcher von 90 mm Hg

30%, 80 mm Hg deuten auf Verluste um 40%, 60 mm Hg und weniger auf solche von 50%.

Im Tierversuch kommt es anläßlich einer raschen und ausgedehnten Hämorrhagie zu einem fast linearen Blutdruckabfall. Dies trifft sowohl für den Hund (Fine [40], Lillehei [76] und viele andere) wie für die Katze (Mott [82]) und für das Kaninchen (Burri [21]) zu. Mott fand bei der Katze eine Abhängigkeit der Blutdruckreaktion vom Alter der Tiere: Neugeborene Kätzchen mit niedrigen Ausgangswerten reagierten mit nur geringfügigem Abfall des systolischen Drucks auf eine Hämorrhagie, alte Tiere dagegen mit einem steilen und ausgeprägten. Wallace [108] untersuchte die Wirkung einer kontrollierten Blutentnahme auf den Blutdruck an 23 kreislaufgesunden Menschen. Bei Entnahmen zwischen 650 und 1150 ml war bei 20 Probanden eine Herabsetzung des arteriellen Drucks, im Mittel auf einen Wert von 93,5 mm Hg, festzustellen, 16 Personen kollabierten. Die entnommene Blutmenge dürfte zwischen 15 und 25% des Sollvolumens liegen, entsprechende Angaben fehlen.

Wir konnten an akut hypovolämischen Patienten am Churer Krankengut einen signifikanten Unterschied im Blutdruckabfall zwischen Hypovolämien von 10—30% und von 30—50% feststellen. Bei diesem Patientengut entsprach einem Verlust von 10—20% ein RR-Abfall von $11,50 \pm 4,75$ mm Hg, einem von 20—30% ein solcher von $18,72 \pm 7,22$ mm Hg, 30—40% Verlust bewirkten eine Erniedrigung der systolischen Werte um $37,35 \pm 14,42$ mm Hg und 40—50% um $50,10 \pm 17,94$ mm Hg in den Gruppenmitteln [24].

Grant u. Reeve [54] registrierten bei mehreren Verletzten mit Blutverlust einen Anstieg des systolischen Druckes. Howard [66] beobachtete während 6 Monaten im Koreakrieg 52mal bei jungen „gesunden" Verletzten eine derartige hypertone Traumareaktion (RR $>$ 140 mm Hg). Diese Reaktion trat innerhalb Minuten bis Stunden nach der Verletzung auf und hielt bis zum Beginn der Anaesthesie an. Diese Kreislaufreaktion beschränkte sich auf Extremitätenverletzungen mit Volumenverlusten unter 25%, konnte durch Opiate nicht beeinflußt werden, während Hexamethonium einen weiteren Anstieg, Regitin einen Abfall des Druckes verursachten. Der Autor führt dieses Verhalten auf eine überschießende sympathicotone Kreislaufregulation mit guter Prognose zurück.

Wir konnten auch nach zivilen Verletzungen mit Hypovolämie unter 30% in 20% der Fälle eine hypertone Traumareaktion nachweisen. Bei Verlusten über 30% zeigte keiner unserer Patienten einen unveränderten oder erhöhten Blutdruck (24).

Auf der Abb. 7 sind die Meßwerte des systolischen Blutdrucks von Burri (○), Chute (■), Emerson (▲), Evans (△), Grant (□) und Hopkins (●) sowie Übertragungen aus den graphischen Darstellungen von Mary Fisher (✕) aufgetragen. Die Werte dieser Darstellung geben

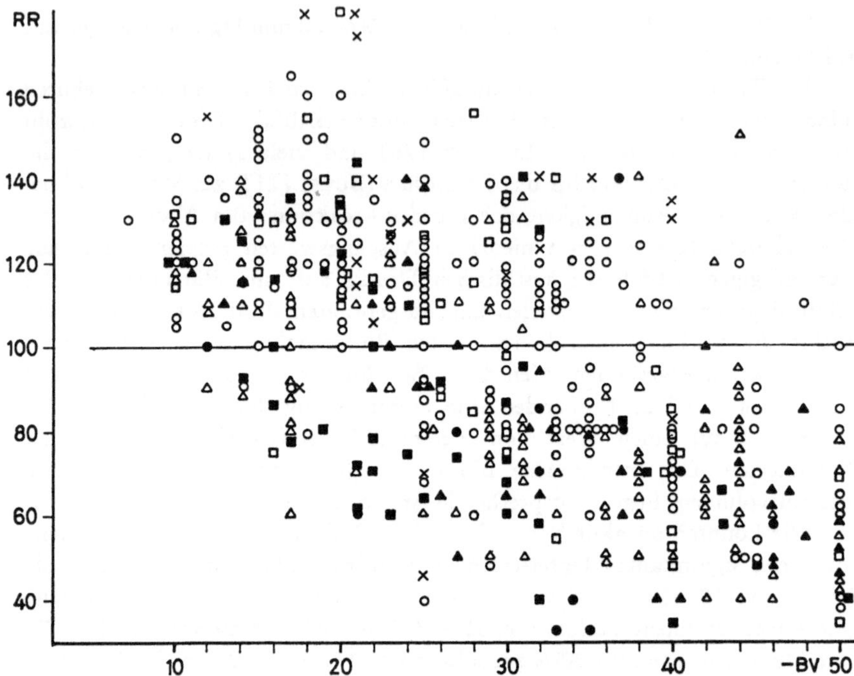

Abb. 7. Relation zwischen systolischem Druck (RR) und Volumenverlust in % des Sollwertes (−BV). ■ CHUTE; ▲ EMERSON; △ EVANS; × FISHER; □ GRANT, ● HOPKINS; ○ BURRI

den Eindruck einer Korrelation zwischen Volumenverlust und systolischem Blutdruck, unabhängig von dessen Ursache. Bei näherer Betrachtung läßt sich bereits aus dieser Übersicht erkennen, daß die Werte von FISHER [42] höher, diejenigen von CHUTE [29] tiefer liegen als die der übrigen Autoren. Bei Volumenverlusten unter 25% des Sollvolumens finden sich systolische Werte, die meistens über 100 mm Hg liegen, bei Hypovolämie von 25—33% ist die Verteilung über und unter der 100 mm Hg-Linie ungefähr gleich, während bei Verlusten über 33% des Sollvolumens die meisten Druckwerte unter dieser Linie liegen. Behalten wir die Einteilung in Verluste unter 25%, von 25—33% und über 33% des errechneten Sollvolumens bei, so ergeben sich die in Tabelle 13, 14 und 15 aufgeführten Verhältnisse. Aus diesen tabellarischen Zusammenstellungen geht hervor, daß sich die mittleren Volumenverluste der einzelnen Autoren in den verschiedenen Gruppen nur unwesentlich unterscheiden: Bei Verlusten unter 25% des errechneten Sollvolumens liegen die systolischen Werte von GRANT [54] und die unsrigen noch über 120 mm Hg, während die 23 Patienten von CHUTE [29] bereits einen mittleren systolischen Druck um 100 aufweisen. Die Mittelwerte von EMERSON [36] und EVANS [38] betragen um 110 mm Hg. In

Tabelle 13. *Mittelwerte des systolischen Blutdrucks bei Hypovolämie unter 25%*
des Sollvolumens

Autor	n	—BV (% des Sollvolumens)	RR (mm Hg)
EMERSON	9	18,89	112,22
GRANT	20	16,80	124,25
CHUTE	23	18,61	100,48
HOPKINS	—	—	—
EVANS	32	16,09	109,16
BURRI	64	16,53	125,93
Total	148	16,94	117,29

Tabelle 14. *Mittelwerte des systolischen Blutdrucks bei Hypovolämie zwischen*
25—33% des Sollvolumens

Autor	n	—BV (% des Sollvolumens)	RR (mm Hg)
EMERSON	10	28,00	84,00
GRANT	18	27,89	112,22
CHUTE	12	29,67	81,25
HOPKINS	6	27,67	72,50
EVANS	26	29,46	84,42
BURRI	48	27,90	106,15
Total	120	28,41	96,33

Tabelle 15. *Mittelwerte des systolischen Blutdrucks bei Hypovolämie über 33% des*
Sollvolumens

Autor	n	—BV (% des Sollvolumens)	RR (mm Hg)
EMERSON	20	43,90	66,75
GRANT	15	40,87	75,00
CHUTE	7	41,14	57,29
HOPKINS	6	37,00	63,33
EVANS	51	41,55	70,78
BURRI	64	39,58	83,96
Total	163	40,69	76,43

Gruppe II (Defizit 25—33%) finden sich bei HOPKINS [62] mit 72,50 mm
Hg die niedrigsten Werte. Bei EMERSON [36], CHUTE [29] und EVANS [38]
lassen sich Durchschnitte über 80 mm errechnen, bei GRANT [54] sind es
112,22 und bei BURRI 106,15 mm Hg. Nach Blutverlusten über 33% werden

mit 57,29 mm Hg die niedrigsten Drucke wiederum von CHUTE [29] angegeben, die Werte der übrigen Autoren liegen zwischen 63 und 75 mm Hg,
während der Durchschnitt unseres Patientengutes immer noch über 80 mm Hg
beträgt. Die entsprechenden Verhältnisse der Abhängigkeit des Blutdruckabfalles vom Volumenverlust über die ganze Ausdehnung des Volumendefizites von 10 bis über 50% läßt sich durch die Errechnung der einfachen
Regressionen darstellen. Auf der Abb. 8 sind die entsprechenden Regressionsgeraden für die einzelnen Autoren aufgetragen: Die Gerade für die
Ergebnisse von CHUTE [29] schneidet die 100 mm Hg-Linie bereits bei
einem Verlust unter 20%, diejenigen von EMERSON [36] und EVANS [38]
bei ungefähr 22% und diejenigen von GRANT [34] und BURRI erst bei
einem Volumendefizit um 33%.

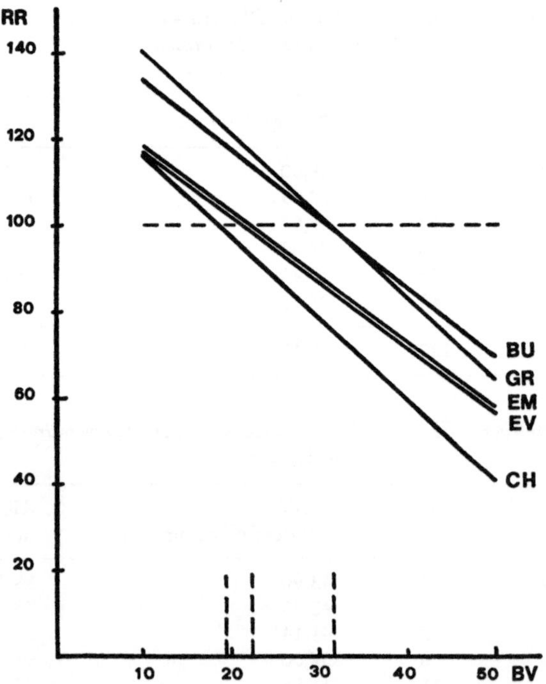

Abb. 8. Regressionsgeraden RR-Blutverlust (BV) für die Ergebnisse von BU =
BURRI; GR = GRANT; CH = CHUTE; EM = EMERSON; EV = EVANS

Die Unterschiede lassen sich kaum auf die Verschiedenheit des Patientengutes (Kriegsverletzungen — zivile Verletzungen) zurückführen, zeigen doch
gerade je zwei Autorenpaare mit unterschiedlichem Krankengut praktisch
identische Verläufe „ihrer" Regressionsgeraden: EMERSON [36] mit Kriegsverletzten aus dem ersten Weltkrieg und EVANS [38] mit zivilen Verletzten, die

allerdings meistens mit Schuß- und Stichverletzungen zur Aufnahme kamen (vorwiegend Negerbevölkerung von Richmond, Virginia) und GRANT [54] mit Kriegsverwundungen unter der italienischen Zivilbevölkerung und unserer Resultate bei rein zivilen (Verkehr) Verletzungen und inneren Blutungen. Mögliche Ursachen für die bedeutend tieferen systolischen Blutdruckwerte von CHUTE [29], EVANS [38] und EMERSON [36] gegenüber denjenigen von GRANT [54] und BURRI sind die Zeitdauer zwischen Verletzung und Untersuchung, die verschiedenen Methoden der Blutvolumenbestimmung und die unterschiedlichen Vorgehen zur Errechnung des normalen Sollwertes. Bei unseren Resultaten scheint schließlich der Einschluß von Hämorrhagien nichttraumatischer Genese von Bedeutung, weisen doch diese Kranken, wie noch zu zeigen sein wird, weniger ausgeprägte Blutdruckabfälle als traumatisierte Patienten auf. Immerhin scheint uns die Aussage erlaubt, daß ein kritischer systolischer Blutdruck von 100 mm Hg im Mittel bei einem Volumenverlust zwischen 25 und 33%, also zwischen einem Viertel und einem Drittel der normalen Blutmenge erreicht wird.

2. Eigene Resultate

Betrachten wir die eigenen Ergebnisse näher, so gibt die Abb. 9 einen Überblick über die Reaktion des systolischen Blutdrucks unserer 176 Patienten. Aus dieser Darstellung wird erkennbar, daß bei Blutverlusten unter 25% nur 6 Patienten einen Druck um oder unter 100, bei einem Defizit über 33% immerhin noch 17 von 64 einen solchen um oder über 100 mm Hg aufweisen. Bei Volumenverlusten zwischen einem Viertel und einem Drittel des Sollvolumens ist die Verteilung über und unter der 100 mm Hg-Linie ungefähr gleich.

Die statistische Auswertung unseres Krankengutes bringt eine einfache lineare Korrelation zwischen Blutverlust und Blutdruckreaktion. Die Regressionsgerade (Abb. 8) schneidet die 100 mm Hg-Linie bei 31% Volumendefizit. Diese Gerade würde die 0-Linie des Blutvolumens bei Werten leicht über 140 mm Hg schneiden, was gegenüber den normalen Mittelwerten unseres Krankengutes zu hoch erscheint, durch die hypertone Traumareaktion (RR $\geq$ 140 mm Hg) von 12 auf 64 ($= 15,7\%$) Patienten mit Volumenverlusten unter 25% aber erklärt werden kann. Würde man die Regressionsgerade von GRANT [54] weiter gegen die 0-Verlustlinie ziehen, ließen sich aus dem gleichen Grund Normalwerte um 150 mm Hg ermitteln (Abb. 8).

Die Aufteilung unseres Kollektivs nach Ursachen des Blutverlustes scheint mit einer Gruppe rein innerer Hämorrhagien (B), einer mit Extremitätenverletzungen (E), einer mit abdomineller (A) und einer mit thorakaler Komponente sinnvoll. Ausgeschlossen werden sämtliche Verletzungen des Gehirns (Pulsveränderungen) und des Rückenmarks, dessen traumatische Durchtren-

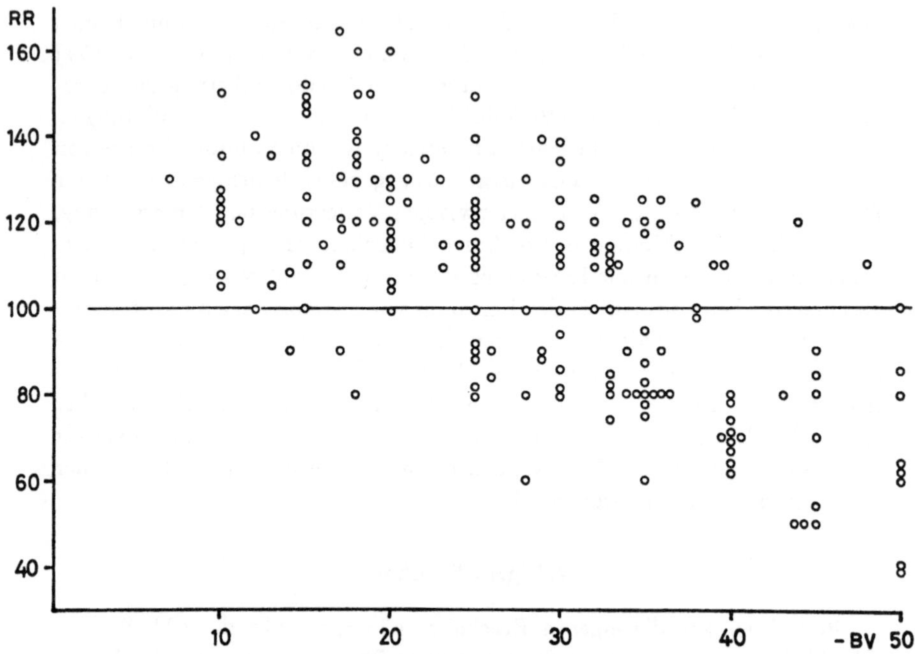

Abb. 9. Relation zwischen systolischem Druck (RR) und Volumenverlust in % des
Sollwertes (−BV) an 176 eigenen Patienten

nung einen zusätzlichen Blutdruckabfall (EMERSON [36]), dessen Kompression dagegen einen Blutdruckanstieg (ALEXANDER [2]) verursachen kann. Bei
der „Extremitäten-Gruppe" sind vor allem Mehrfachfrakturierte eingeschlossen, ohne wesentliche Beteiligung von Abdomen und Thorax. Bei diesen Patienten gilt es in möglichst kurzer Zeit eine Stabilisierung des Kreislaufs
herbeizuführen, um insbesondere offene Frakturen operativ angehen zu können (WILLENEGGER, MÜLLER, ALLGÖWER [111]). Besondere Berücksichtigung
verdienen schließlich die Verletzungen der Körperhöhlen, die spezielle patho-
physiologische Bedingungen schaffen können (EISELE [35], MOSELY [81]).
Unsere Resultate schließen nur kreislaufgesunde Patienten ohne infektiöse
oder medikamentöse Komponente ein.

In der Tabelle 16 sind die mittleren Blutdruckwerte nach Verlusten unter
25%, zwischen 25 und 33% und über 33% aufgetragen. Aus dieser Zusammenstellung geht hervor, daß nach ausgedehnten Volumenverlusten der
systolische Druckwert in der Reihenfolge innere, Extremitäten-, abdominelle und thorakale Blutung abnimmt. Eine Präzisierung dieser Aussage
kann durch die statistische Auswertung der Daten gewonnen werden: Die
Berechnung der Abhängigkeit des systolischen Blutdrucks von der Größe
des Blutverlustes nach einer einfachen linearen Regression ergibt einen

Tabelle 16. *Die Reaktion der systolischen Blutdruckwerte in Abhängigkeit von Volumenverlust und Ursache der Blutung*

Blutverlust in % des Sollvolumens		RR (mm Hg) nach verschiedenen Ursachen							
Gruppe	Mittel	n	B	n	E	n	A	n	T
I < 25%	16,53	35	125,86	16	129,69	7	116,43	6	127,50
II 25—33%	27,90	19	116,89	16	106,25	10	104,0	3	110,0
III > 33%	39,58	31	95,81	13	83,08	14	77,50	6	65,0

B innere Blutung; E Blutung bei Extremitätenverletzungen; A abdominelle Blutungen; T Blutungen mit Thoraxverletzung.

Tabelle 17. *Statistische Berechnung der Abhängigkeit des systolischen Blutdrucks von Ausdehnung und Ursache des Blutverlustes*

Gruppe	n	$-BV$ $\bar{x}$	Druck $\bar{y}$	Sy.x	b	Sb
B	85	27,2	110,6	18,46	$-1,321$	0,194
E	45	26,2	107,9	22,57	$-1,901$	0,357
A	31	32,3	94,8	20,07	$-1,338$	0,326
T	15	27,3	99,0	27,71	$-2,325$	0,586

n = Anzahl Patienten; $\bar{x}$, $\bar{y}$ = arithmetisches Mittel; Sy.x = Standardabweichung des Blutdrucks bei einem gegebenen Volumenverlust; b = Regressionskoeffizient; Sb = Standardabweichung von b.

statistisch gesicherten Zusammenhang ($2P < 0,01$). Die Tabelle 17 enthält die Resultate der statistischen Auswertung für die 4 Gruppen, Abb. 10 die entsprechenden Regressionsgeraden. Es besteht in allen 4 Gruppen ein statistisch gesicherter Zusammenhang zwischen Blutverlust und Blutdruck ($2P < 0,01$). Der Blutdruckabfall bei thorakalen Verletzungen erweist sich gegenüber den anderen Blutungsursachen als signifikant stärker ($2P < 0,01$), bei innerer Blutung signifikant schwächer ($2P < 0,01$). Die Regressionsgerade für B schneidet die 100 mm Hg-Linie bei 35%, für E bei 32%, für A bei 30% und für T bei 26% Volumenverlust.

Die Auswertung der Resultate aus der Literatur und der eigenen Ergebnisse bringt demnach einen statistisch gesicherten Zusammenhang zwischen systolischem Blutdruckabfall und Blutvolumenverlust. Der Blutdruckabfall ist zudem in unserer Untersuchungsreihe abhängig von der Ursache des Blutverlustes. Es wird noch zu besprechen sein, welche Bedeutung diese

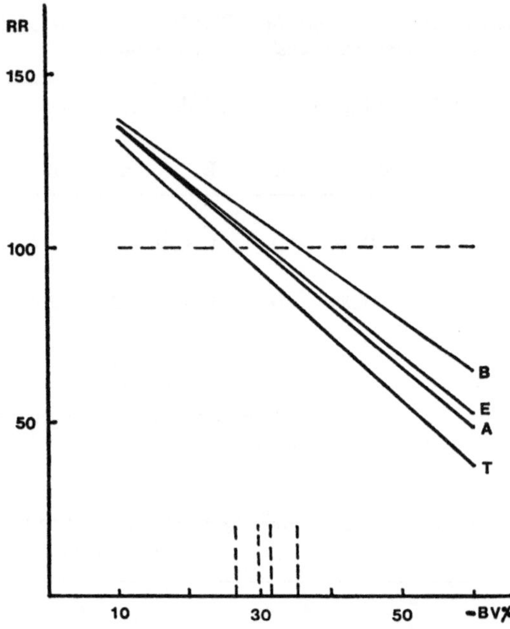

Abb. 10. Regressionsgeraden RR–Blutverlust (—BV %) für die eigenen 176 Patienten nach Ursachen des Blutverlustes. B = innere Blutung; E = Extremitätenverletzungen; A = abdominale Blutung; T = Thoraxverletzung

statistisch gesicherten Aussagen für den einzelnen Patienten erlangen. Zudem soll die Aussagekraft des systolischen Blutdruckabfalles nach einem akuten Blutverlust derjenigen von Herzfrequenz, Schockindex und zentralem Venendruck gegenübergestellt werden. Entgegen den summarischen Angaben von SAEGESSER [94], der für einen Volumenverlust zwischen 15 und 20% systolische Werte um 100 mm Hg beschreibt, sind nach den aufgeführten Resultaten Verluste von 25—33% der zirkulierenden Blutmenge notwendig, um einen solchen Mittelwert zu erreichen. Die zu Beginn dieses Abschnittes zitierten Schlußfolgerungen von BULL [19] können wir auf Grund unserer Ergebnisse folgendermaßen präzisieren und erweitern.

3. Schlußfolgerungen

1. Die meisten Fälle mit einem systolischen Druck unter 100 mm Hg weisen einen Verlust von einem Drittel der zirkulierenden Blutmenge oder mehr auf. Bei Verlusten über 40% des individuellen Sollwertes bilden Blutdruckwerte über 100 mm Hg eine Ausnahme.

2. Die meisten Patienten mit einem Blutdruck über 100 mm Hg haben weniger als ein Viertel ihres Blutvolumens verloren, ein normaler systolischer Druck schließt jedoch größere Verluste nicht aus.

3. Blutverluste zwischen einem Viertel und einem Drittel des Soll-volumens bewirken in ungefähr der Hälfte der Fälle systolische Werte um oder unter 100 mm Hg.

4. Ein systolischer Druck über 140 mm Hg schließt einen Verlust von mehr als 25% praktisch immer aus.

5. Das Ausmaß des Blutdruckabfalles ist von der Blutungsquelle ab-hängig. Intestinale Blutungen zeigen einen signifikant geringeren, Blutver-luste nach Thoraxtrauma einen signifikant stärkeren Abfall des systolischen Druckes als Blutungen nach Extremitäten- oder Abdominalverletzungen.

IV. Die Herzfrequenz bei akuter Hypovolämie

1. Ergebnisse aus der Literatur

BULL [19] faßt die Ergebnisse der Pulszählungen von EVANS [38], EMERSON [36], GRANT [54] und FISHER [42] bei unbehandelten akut hypo-volämischen Patienten folgendermaßen zusammen:

1. Die meisten Fälle mit einer Pulszahl von 100 oder mehr weisen einen Blutverlust von mehr als 20% der zirkulierenden Blutmenge auf.

2. Viele Patienten mit einer Herzfrequenz unter 100/min zeigen ein zirkulierendes Blutvolumen von über 80%. Eine normale Pulszahl schließt jedoch einen größeren Volumenverlust nicht mit Sicherheit aus.

Bei der experimentellen Hämorrhagie am Hund zeigen zahlreiche Tiere eine Tachykardie, bei anderen steht die Zunahme des peripheren Wider-standes ohne entsprechende Beschleunigung der Herzfrequenz im Vorder-grund (RUSHMER [92]). Die Reaktion der Herzfrequenz auf eine kontrol-lierte Blutentnahme am Menschen beobachteten COOPER [34] und WALLACE [108]: Bei Entnahmen von 650—1150 ml innerhalb 20 min kam es bei 5 von 25 Patienten zu einer Verlangsamung der Herzfrequenz, die übrigen 20 zeigten eine Beschleunigung von 4—40 Schlägen/min. Nur 4 der Pro-banden überschritten dabei eine Frequenz von 100/min. Entsprechend den Beobachtungen von CLARKE [31] sind Blässe und ein Puls über 90/min die am häufigsten zu beobachtenden Kriterien bei akutem Blutverlust. Nach SAEGESSER [94] liegt die Herzfrequenz bei einer Hypovolämie um 20% bei ungefähr 100/min, bei einer solchen um 30% bei 120 und bei über 40% bei 140 Schlägen/min. Bei unserem eigenen Krankengut (BURRI [24], ALLGÖWER [5]) zeigten alle Gruppen (10—20%, 20—30%, 30—40% und 40—50% Verlust) einen signifikanten Anstieg der Herzfrequenz gegenüber den normalen Ruhewerten. Der Anstieg zwischen den einzelnen Gruppen war nur zwischen 10—20% signifikant, größere Verluste vermochten keine weitere signifikante Steigerung der Herzfrequenz herbeizuführen.

Diese Befunde bestätigen die Ergebnisse von SIMEONE [101] aus dem zweiten Weltkrieg, wobei nach Verwundung ein geringgradiger Volumen-verlust ohne Schockzeichen bereits zu Pulszahlen um 100 Schläge/min führt.

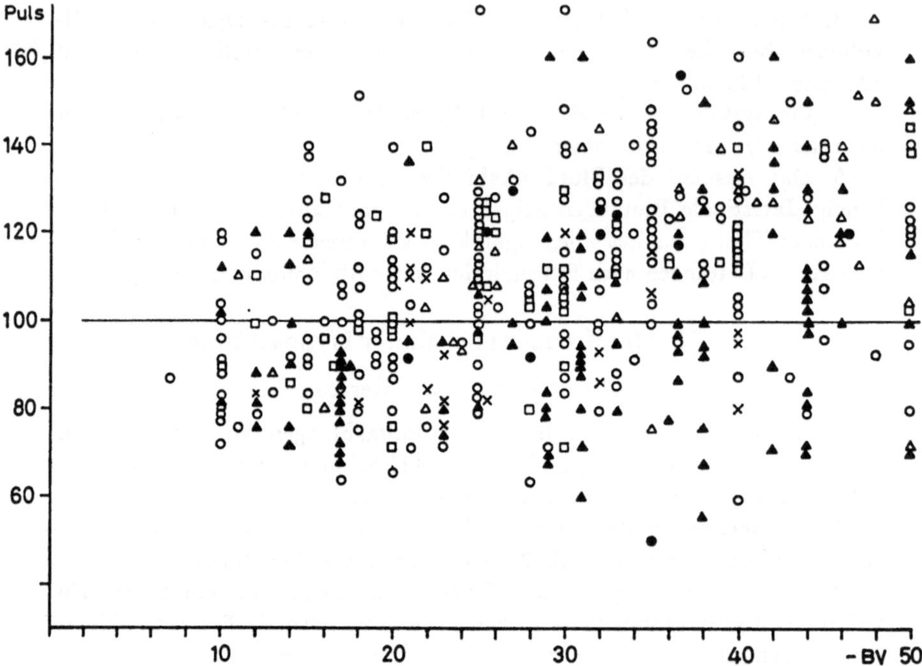

Abb. 11. Relation zwischen Herzfrequenz (Puls) und Volumenverlust in % des Sollwertes (−BV). ○ Burri; △ Emerson; × Fisher; □ Grant; ● Hopkins; ▲ Evans

Die Reaktion der Herzfrequenz auf einen akuten Blutverlust ist anhand von Angaben aus der Literatur, die nach den gleichen Kriterien wie die systolischen Blutdruckwerte ausgewählt sind, und unsere eigenen Ergebnissen von 176 hypovolämischen Patienten (○) auf der Abb. 11 zusammengestellt. Die Resultate stammen aus Arbeiten von Emerson (△), Evans (▲), Grant (□), Hopkins (●) und Mary Fisher (×). Die Gesamtzahl der Beobachtungen vermindert sich gegenüber Abb. 7 um 42, da Chute [29] in seiner Veröffentlichung nur den Blutdruck berücksichtigt.

Das Gesamtbild ergibt eine recht uneinheitliche Verteilung der Pulswerte bei zunehmenden Volumenverlusten, mit einer Tendenz zu höheren Pulszahlen bei ausgeprägten Verlusten. Die aus graphischen Darstellungen übertragenen Werte von Mary Fisher [42] liegen tiefer als die Resultate der übrigen Autoren, bei Defiziten zwischen 30 und 40% des Sollvolumens zeigen beispielsweise 5 Patienten dieser Autorin Werte unter 100/min, während nur deren 4 einen Puls von mehr als 100 Schlägen in der Minute aufweisen. Die Einteilung der Blutverluste in Gruppen unter 25%, zwischen 25 und 33% und über 33% ergibt auch bei der Herzfrequenz Unterschiede zwischen den Angaben der einzelnen Autoren (Tabel-

Tabelle 18. *Mittelwerte der Herzfrequenz bei Hypovolämie unter 25%/o des Soll-*
volumens

Autor	n	—BV (%/o des Sollvolumens)	Puls/min
EMERSON	9	18,89	97,78
GRANT	20	16,80	101,60
HOPKINS	—	—	—
EVANS	32	16,09	90,66
BURRI	64	16,53	100,56
Total	125	16,94	97,99

Tabelle 19. *Mittelwerte der Herzfrequenz bei Hypovolämie von 25—33%/o des*
Sollvolumens

Autor	n	—BV (%/o des Sollvolumens)	Puls/min
EMERSON	10	28,00	122,40
GRANT	18	27,89	109,89
HOPKINS	6	27,67	113,67
EVANS	26	29,46	98,58
BURRI	48	27,90	112,58
Total	108	28,41	109,73

Tabelle 20. *Mittelwerte der Herzfrequenz bei Hypovolämie über 33%/o des Soll-*
volumens

Autor	n	—BV (%/o des Sollvolumens)	Puls/min
EMERSON	20	43,90	124,80
GRANT	15	40,87	122,53
HOPKINS	6	37,00	116,83
EVANS	51	41,55	107,73
BURRI	64	39,58	118,44
Total	156	40,69	115,89

len 18, 19 und 20): Die durchschnittlichen Blutverluste sind für die einzelnen Gruppen praktisch identisch. Die Mittelwerte aller Autoren ergeben
Zahlen um 100 Schläge/min für ein Volumendefizit unter 25%/o, die Verteilung liegt zwischen 90,66 und 101,60/min. Ein Volumenverlust zwischen
25 und 33%/o des errechneten Sollvolumens (im Mittel 28,41%/o) bewirkt

einen für alle Autoren zusammengefaßten Anstieg der Herzfrequenz auf
Werte um 110/min, ein solcher über 33⁰/₀ (im Mittel 40,69⁰/₀) auf 116/min.
Für den ganzen Bereich über 25⁰/₀ Blutvolumendefizit lassen sich aus den
Angaben EMERSONS [36] die höchsten, aus denen von EVANS [38] die nied-
rigsten Durchschnittszahlen berechnen, unsere Ergebnisse liegen ungefähr in
der Mitte.

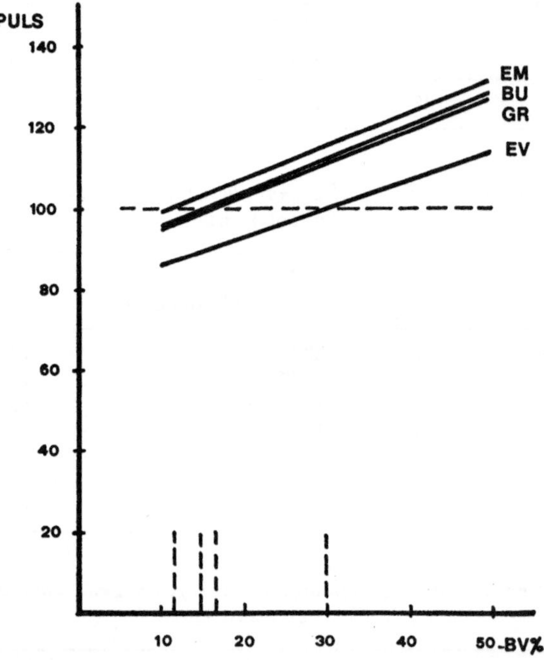

Abb. 12. Regressionsgeraden Puls–Blutverlust (−BV ⁰/₀) für die Ergebnisse von
EMERSON (EM); BURRI (BU); GRANT (GR); EVANS (EV)

Diese Tatsache wird durch die statistische Auswertung bestätigt und
in der Abb. 12 durch die dargestellten Regressionsgeraden für die einzelnen Autoren sichtbar gemacht. Die Gerade von EMERSON [36] schneidet
die Linie für 100 Schläge/min bei 12⁰/₀ Volumendefizit, die von BURRI bei
15⁰/₀, die von GRANT [54] bei 17⁰/₀, diejenige von EVANS dagegen erst bei
30⁰/₀. Die Reaktion der Herzfrequenz stellt sich somit für EMERSON [36],
BURRI u. GRANT [54] praktisch identisch dar, während die Negerbevölkerung in der Untersuchung von EVANS [38] einen signifikant weniger ausgeprägten Anstieg bei Blutverlusten nach meist Schuß- und Stichverletzungen
zeigt. Weitere Argumente für die unterschiedlichen Ergebnisse sind bereits
bei der Besprechung der Blutdruckreaktion aufgeführt.

2. Eigene Resultate

Aus der Übersicht unserer eigenen Beobachtungen in Abb. 13 ist eine breite Streuung der Herzfrequenz nach Blutverlust zu erkennen, wobei bereits bei Defiziten zwischen 10 und 20% des Sollvolumens sich die Verteilung der Einzelwerte über und unter 100 Schläge/min die Waage hält. Bei Hämorrhagien über 40% zeigen immerhin noch 7 Kranke oder Verletzte eine Herzfrequenz unter 100/min.

Die Abhängigkeit der Herzfrequenz von Blutverlust und Ursache zeigt einige bemerkenswerte Tatsachen: Die Aufteilung in Verluste unter 25%, von 25—33% und über 33% läßt bereits erkennen (Tabelle 21), daß intraabdominale Blutungen eine von den andern Blutungsursachen abweichende Pulsreaktion auslösen: Unter einem Defizit von weniger als 25% liegt bei dieser Hämorrhagieform die Herzfrequenz bei 80/min, bei 25—33% bei 90 und bei Verlusten über 33% immer noch unter 100 Schlägen/min. Blutver-

Tabelle 21. *Die Reaktion der Herzfrequenz in Abhängigkeit von Ausmaß und Ursache des Blutverlustes*

Blutverlust in % des Sollvolumens		RR (mm Hg) nach verschiedenen Ursachen							
Gruppe	Mittel	n	B	n	E	n	A	n	T
I < 25%	16,53	35	100,01	16	104,88	7	80,00	6	116,00
II 25—33%	27,90	19	116,89	16	119,25	10	90,30	3	124,00
III > 33%	39,58	31	122,06	13	128,00	14	96,58	6	131,00

B innere Blutung; E Blutverlust nach Extremitätenverletzung; A abdominale Blutungen; T Blutungen mit Thoraxverletzung.

Tabelle 22. *Statistische Berechnung der Abhängigkeit der Herzfrequenz von Ausdehnung und Ursache des Blutverlustes*

Gruppe	n	$-BV$ $\bar{x}$	Puls $\bar{y}$	Sy.x	b	Sb
B	85	27,2	111,8	17,75	0,969	0,187
E	45	26,2	116,7	19,85	0,847	0,314
A	31	32,3	90,8	17,72	0,373	0,288
T	15	27,3	123,6	21,25	0,983	0,450

n = Anzahl Patienten; $\bar{x}$, $\bar{y}$ = arithmetisches Mittel; Sy.x = Standardabweichung der Herzfrequenz bei einem gegebenen Volumenverlust; b = Regressionskoeffizient; Sb = Standardabweichung von b.

5*

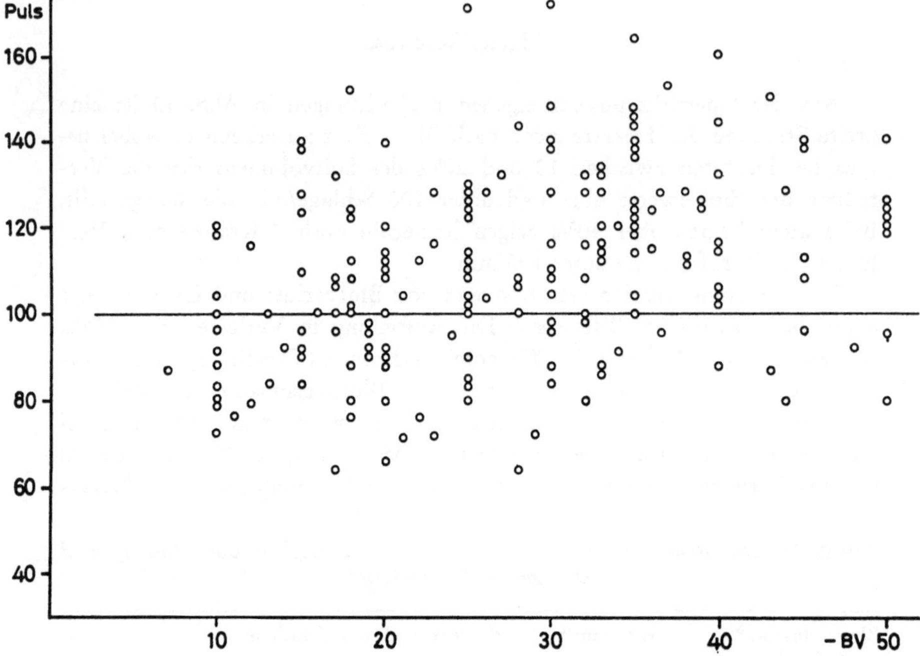

Abb. 13. Relation zwischen Puls und Blutverlust (−BV) bei 176 eigenen Patienten

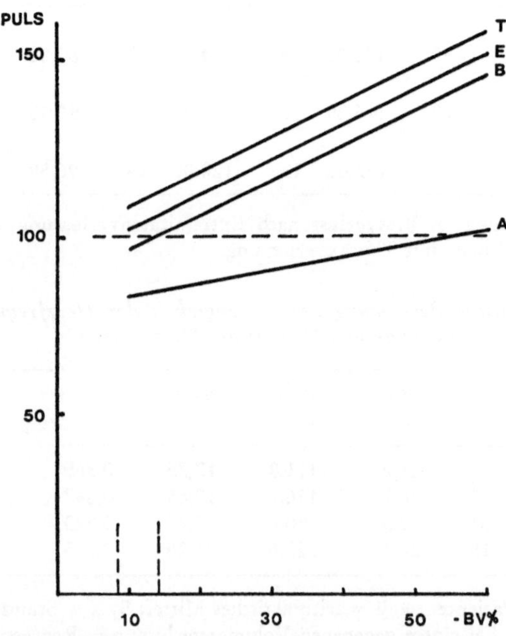

Abb. 14. Regressionsgeraden Puls–Blutverlust (−BV %) für 176 eigene Beobachtungen nach Blutungsquelle: B = innere Blutung; E = Extremitätenverletzung; A = abdominale Blutung; T = Thoraxverletzung

luste mit Thoraxverletzungen im Vordergrund der klinischen Symptomatologie scheinen die ausgeprägtesten Tachykardien zu verursachen. Der Unterschied gegenüber der abdominellen Blutungsquelle liegt in Gruppe I ($< 25^0/0$) bei 36, in Gruppe II ($25—33^0/0$) bei 34 und in Gruppe III ($> 33^0/0$) bei 35 Schlägen in der Minute. Diese Differenzen sind ebenso eindeutig wie konstant.

Die statistische Berechnung unserer Resultate (Tabelle 22) ergibt für alle vier „Ursachengruppen" eine Zunahme der Herzfrequenz mit zunehmendem Blutverlust. Für Volumendefizite nach innerer Hämorrhagie, Extremitäten- und Thoraxverletzungen ist dieser Zusammenhang statistisch signifikant ($2 P < 0{,}01$), nicht aber bei intraabdominaler Blutungsquelle. Zwischen den einzelnen Gruppen B, E und T ist kein statistisch signifikanter Unterschied zu erheben, wohl aber erweist sich die bradykarde Kreislaufreaktion bei intraperitonealer Hämorrhagie gegenüber Blutverlusten anderer Ätiologie statistisch gesichert ($2 P < 0{,}01$). Wir haben wie STEINER [105] bereits früher auf diese Tatsache aufmerksam gemacht [24], konnten sie jedoch bisher nicht statistisch beweisen.

Die Darstellung der Regressionsgeraden gibt diese Beobachtungen graphisch wieder (Abb. 14). Die Geraden für T, E und B verlaufen parallel, diejenige für A in großem Abstand von den übrigen und zudem flacher. Die Regressionsgerade für innere Blutungen schneidet die Frequenzlinie von 100/min bei einem Volumenverlust von $14^0/0$, diejenige für Extremitätenverletzungen bei $8^0/0$ und die für Thoraxverletzte bei $4^0/0$. Auf der andern Seite muß entsprechend unserer statistischen Ermittlungen eine intraabdominelle Blutung von über $50^0/0$ des Sollvolumens vorliegen, um einen Puls von über 100/min zu verursachen.

3. Schlußfolgerungen

Die Auswertung der Beobachtungen verschiedener Autoren unter Einschluß unserer Ergebnisse zeigt eine weite Streuung der Herzfrequenzzahlen in Abhängigkeit vom Volumenverlust. Die Mittelwerte aller Resultate ergeben für Defizite unter $25^0/0$ Pulszahlen um 100/min, für $25—33^0/0$ solche um 110 und für über $33^0/0$ um 116/min. Statistisch kann eine Korrelation zwischen Herzfrequenz und Blutvolumenverlust nachgewiesen werden, sofern die Blutungsquelle nicht intraperitoneal liegt. Die Aussagemöglichkeit in dieser Beziehung beschränkt sich auf akute Geschehen, da unsere Messungen innerhalb kurzer Zeit nach Verletzung oder Beginn der Blutung erfolgten (in der überwiegenden Mehrzahl der Fälle innerhalb 2 Std).

Entgegen den Angaben von SAEGESSER [94] sind somit bei ausgedehnten Blutverlusten kaum Pulszahlen von 140/min zu erwarten, unsere Mittelwerte liegen unter 120. Die Aussagen von BULL [19] lassen sich durch unsere Beobachtungen ergänzen und erweitern:

1. Die Mehrzahl der Fälle mit einer Pulsfrequenz von 100 oder mehr weisen einen Blutverlust von mehr als einem Viertel des Sollvolumens auf.

2. Zahlreiche Patienten zeigen trotz eines Volumenverlustes von über einem Drittel der zirkulierenden Blutmenge eine Herzfrequenz unter 100/min. Pulszahlen unter 80/min sind jedoch bei Verlusten über 33% selten.

3. Bei akutem Blutverlust um 20% des Sollwertes zeigen ungefähr die Hälfte der Patienten eine Herzfrequenz über 100/min.

4. Auch bei geringgradigen Verlusten unter 20% weisen bereits zahlreiche Patienten eine Tachykardie von über 100 Schlägen/min auf.

5. Akute intraperitoneale Blutungen bewirken einen signifikant geringeren Anstieg der Herzfrequenz als Blutverluste anderer Genese: Bei dieser Blutungslokalisation sind Verluste um 50% notwendig, um die Herzfrequenz über 100 zu steigern.

V. Der Schockindex bei akuter Hypovolämie

1. Ergebnisse nach Berechnungen aus der Literatur

Vorausgegangene Untersuchungen über den Quotienten aus Puls und Blutdruck hatten eine Verbesserung der Aussagekraft der Kombination gegenüber den einzelnen Kreislaufgrößen ergeben (ALLGÖWER [3—6], BURRI [25—27]). Die Nützlichkeit des Schockindexes bestätigt SCHWEIBERER [95] für die chirurgische Universitätsklinik, LAWIN [73] in der Intensivtherapie und SPIRGI [103] unter Kriegsverhältnissen im biafranischen Dschungel. Der normale Ruhewert liegt bei 0,54 ± 0,021. Ein Volumenverlust von 10—20% hebt nach unseren bisherigen Erfahrungen den Wert auf 0,78 ± 0,046, ein solcher von 20—30% auf 0,99 ± 0,17 an. Nach Hämorrhagien zwischen 30 und 40% errechneten wir einen Schockindex von 1,11 ± 0,12 und Volumendefizite über 40% brachten einen durchschnittlichen Wert von 1,38 ± 0,16 [6]. Mit einem Gruppenmittel um 1,0 beginnt demnach bei Volumenverlusten von 20—30% die Phase der Gefährdung. In diesem Bereich der Hypovolämie zeigten nur 15,6% der Fälle einen systolischen Blutdruck unter 100 mm Hg bei Pulswerten über 100/min, 36% aber einen Schockindex von 1,0 und mehr. Für einen Blutverlust von 30—40% lauten die entsprechenden Zahlen 27,7% (RR < 100 mm Hg, Puls > 100/min) respektiv 78% (SI > 1,0). Die Berechnung des Schockindexes aus Angaben über Blutdruck und Puls aus der Literatur (EMERSON [36], EVANS [38], GRANT [54], HOPKINS [62]), zusammen mit unseren eigenen Erfahrungen an 176 hypovolämischen Patienten, sollte eine verbesserte und erweiterte Aussage über den Wert dieses Quotienten beim akuten Blutverlust erlauben. Die uns im heutigen Zeitpunkt zur Verfügung stehenden Daten sind in Abb. 15 dargestellt. Wir konnten dabei nur die Resultate derjenigen Autoren verwerten,

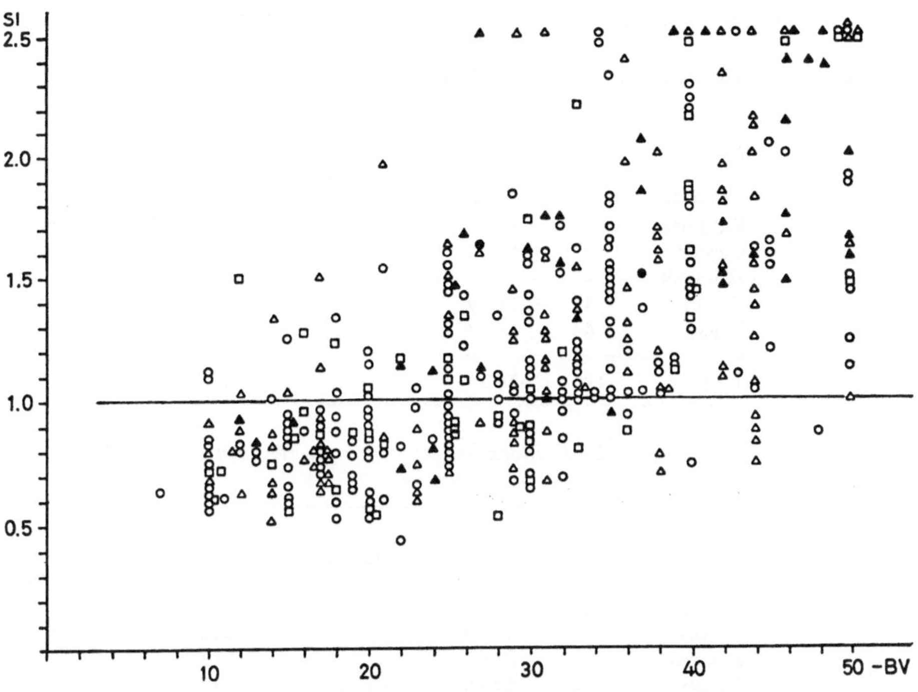

Abb. 15. Relation zwischen Schockindex (SI) und Blutverlust in % des Sollwertes (—BV). △ EVANS; ▲ EMERSON; □ GRANT; ● HOPKINS; ○ BURRI

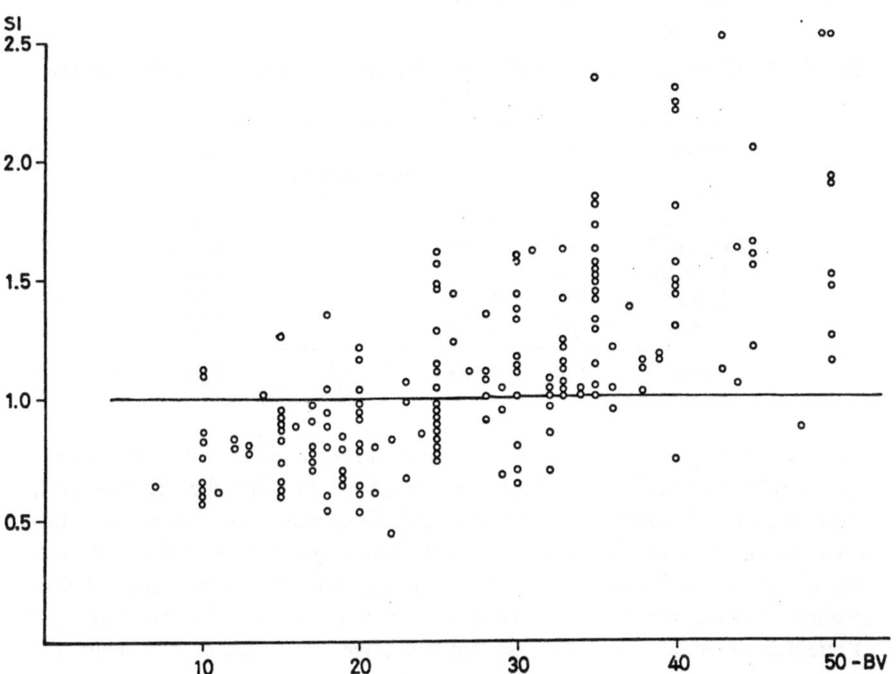

Abb. 16. Relation zwischen Schockindex (SI) und Blutverlust (—BV) bei 176 eigenen Patienten

Tabelle 23. *Mittelwerte des Schockindexes bei Hypovolämie unter 25% des Soll-volumens*

Autor	n	—BV (% des Sollvolumens)	SI
EMERSON	9	18,89	0,87
GRANT	20	16,80	0,82
HOPKINS	—	—	—
EVANS	32	16,09	0,83
BURRI	64	16,53	0,80
Total	125	16,94	0,82

Tabelle 24. *Mittelwerte des Schockindex bei Hypovolämie zwischen 25 und 33% des Sollvolumens*

Autor	n	—BV (% des Sollvolumens)	SI
EMERSON	10	28,00	1,46
GRANT	18	27,89	0,98
HOPKINS	6	27,67	1,57
EVANS	26	29,46	1,17
BURRI	48	27,90	1,06
Total	108	28,41	1,14

Tabelle 25. *Mittelwerte des Schockindexes bei Hypovolämie über 33% des Soll-volumens*

Autor	n	—BV (% des Sollvolumens)	SI
EMERSON	20	43,90	1,87
GRANT	15	40,87	1,63
HOPKINS	6	37,00	1,84
EVANS	51	41,55	1,52
BURRI	64	39,58	1,37
Total	156	40,69	1,52

die bei einem gemessenen Volumendefizit für den gleichen Patienten entsprechende Blutdruck- und Pulswerte angeben. Es sind dies EVANS (△), HOPKINS (●), EMERSON (▲), GRANT (□). Zusammen mit den eigenen Beobachtungen (○) erreichen wir die Zahl von insgesamt 389 Fällen. Bereits aus dieser Übersichtsdarstellung läßt sich eine Korrelation zwischen SI und Volumenverlust vermuten. Bei Defiziten unter 25% zeigt die Mehrzahl der Patienten einen SI unter 1,0, bei solchen über 33% sind es nur mehr 11, wovon 6 allein aus der Arbeit von EVANS [38] stammen, dessen Verletzte bei normalem Verhalten des systolischen Blutdrucks einen wenig ausgeprägten Anstieg der Herzfrequenz aufweisen.

Statistisch besteht zwischen Schockindex und Volumendefizit keine lineare, sondern eine logarithmische Korrelation.

Die Mittelwerte des Schockindexes sind bei Blutverlusten unter 25%, zwischen 25 und 33% und über 33% für die einzelnen Autoren auf den Tabellen 23, 24 und 25 festgehalten. Für geringgradige Defizite unter 25% (Mittel 16,94%) ergibt die Berechnung des Quotienten für die einzelnen Autoren übereinstimmende Resultate, die um höchstens 0,07 vom Mittelwert, der bei 0,82 liegt, abweichen. Beträgt der Blutverlust 25—33%, streuen die Resultate mit Werten zwischen 0,98 bis 1,57 bereits beträchtlich (Mittel 1,14). Bei Defiziten über 33% ergeben unsere Erhebungen mit 1,37 den niedrigsten Mittelwert, diejenigen von EMERSON [36] mit 1,87 den höchsten. Der Gesamtdurchschnitt liegt bei 1,52.

2. Eigene Resultate

Die Übersicht unserer eigenen Beobachtungen (Abb. 16) weicht von derjenigen aus der Literatur errechneten Resultate nicht ab. Für Hämorrhagien unter 25% des Sollvolumens zeigen 10 von 64 Patienten einen SI > 1,0, bei Verlusten über 33% nurmehr 3 von 64 einen SI < 1,0. Liegt ein Blutungsverlust zwischen einem Viertel und einem Drittel des normalen Volumens vor, weisen mehr Patienten einen Quotienten über 1,0 als darunter auf.

Betrachten wir die Abhängigkeit des Schockindexes vom Ausmaß der Hämorrhagie in Verbindung mit deren Ursache (Tabelle 26), läßt sich eine Progredienz der Werte von innerer Blutung über Extremitäten- zu den Thoraxverletzungen festhalten. Bei Volumenverlusten über 33% scheint eine bedeutende Thoraxverletzung einen wesentlichen Einfluß auf die Höhe des Schockindexes zu haben, liegt doch der Mittelwert dieser Gruppe bei 2,02. Auf der andern Seite hat die im vorangegangenen Kapitel festgehaltene bradykarde Kreislaufreaktion bei intraperitonealer Blutung einen wesentlich geringeren Anstieg des SI bei dieser Blutungsursache zur Folge. Immerhin beträgt der Quotient bei Gruppe III 1,15, während die Herzfrequenz im Mittel noch unter 100 Schlägen/Minute liegt. Unsere 31 Patienten mit abdominalen Blutungen und einem relativ niedrigen Schockindex stellen wohl den Hauptgrund für den gegenüber den Resultaten der anderen Autoren niedrigeren Durchschnitt dar (Tabellen 23, 24, 25).

Die statistische Auswertung ergibt eine lineare Regression vom Ausmaße des Blutverlustes mit dem natürlichen Logarithmus des Schockindexes [ln (SI)]. Diese Tatsache bedeutet, daß der Quotient aus Puls und systolischem Druck nicht wie die Herzfrequenz linear, sondern exponentiell ansteigt. Die Ergeb-

Tabelle 26. *Die Reaktion des Schockindex in Abhängigkeit von Ausmaß und Ursache des Blutverlustes*

Blutverlust in % des Sollvolumens		RR (mm Hg) nach verschiedenen Ursachen							
Gruppe	Mittel	n	B	n	E	n	A	n	T
I < 25%	16,53	35	0,80	16	0,81	7	0,69	6	0,91
II 25—33%	27,90	19	1,10	16	1,12	10	0,87	3	1,13
III > 33%	39,58	31	1,27	13	1,54	14	1,15	6	2,02

B innere Blutung; E Blutverlust nach Extremitätenverletzung; A abdominale Blutungen; T Blutungen mit Thoraxverletzung.

Tabelle 27. *Statistische Berechnung der Abhängigkeit des Schockindex von Ausmaß und Ursache des Blutverlustes*

Gruppe	n	$-$BV $\bar{x}$	(SI) $\bar{y}$	Sy.x	b	Sb
B	85	27,2	0,02	0,22	0,022	0,002
E	45	26,2	0,10	0,25	0,027	0,004
A	31	32,3	$-$0,03	0,28	0,019	0,005
T	15	27,3	0,30	0,35	0,035	0,007

n = Anzahl Patienten; $\bar{x}$, $\bar{y}$ = arithmetisches Mittel; Sy.x = Standardabweichung des SI bei einem gegebenen Blutverlust; b = Regressionskoeffizient; Sb = Standardabweichung von b.

nisse der statistischen Berechnungen der Abhängigkeit des Schockindexes von Ausmaß und Ursache des Blutverlustes sind in Tabelle 27 zusammengestellt, eine graphische Darstellung der entsprechenden Regressionsgeraden findet sich in der Abb. 17: Dabei zeigt es sich, daß die Geraden für die verschiedenen Blutungsursachen nicht parallel verlaufen. Die bradykarde Reaktion bei intraperitonealer Hämorrhagie erweist sich als ausschlaggebend für den Verlauf der entsprechenden Regressionsgeraden: Diese liegt tiefer und verläuft zudem flacher wie die Geraden für die übrigen Blutungsursachen. Auf der andern Seite zeigt die Regressionsgerade für Blutverluste mit klinisch bedeutsamer Thoraxverletzung die höchsten Werte und den gleichzeitig steilsten Verlauf.

Der statistische Zusammenhang zwischen Blutverlust und dem ln (SI) ist in allen 4 Gruppen (B, E, A, T) mit 2 $P < 0,01$ nachweisbar (Tabelle 27). Für die Gruppe mit Thoraxverletzungen ist der Anstieg des SI gegenüber den andern 3 Gruppen signifikant steiler $(2\,P < 0{,}01)$, für die Gruppe A signifikant flacher $(2\,P < 0{,}01)$.

Die Berechnung des Quotienten $\dfrac{\text{Puls}}{\text{Blutdruck}}$ bei 389 Patienten aus Literatur und eigenen Untersuchungen ergibt einen statistisch gesicherten Zusammenhang zwischen dem natürlichen Logarithmus des Schockindexes und dem Ausmaß des Volumenverlustes.

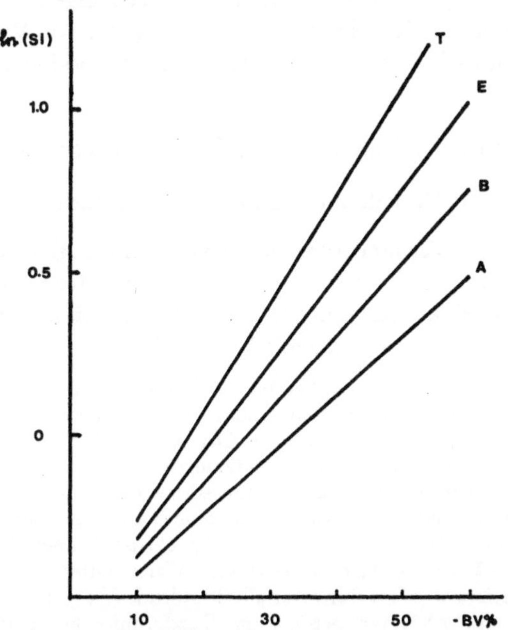

Abb. 17. Regressionsgeraden Log.(Schockindex)–Blutverlust für unsere 176 Patienten nach Ursachen der Blutung. B = innere Blutung; E = Extremitätenverletzung; A = abdominale Blutung; T = Thoraxverletzung

Versuchen wir dem Vorbild BULLs [19] für Blutdruck und Puls folgend eine zusammenfassende Aussage über das Verhalten des Schockindexes bei akutem Blutverlust zu machen, erscheinen die folgenden Punkte von Bedeutung:

3. Schlußfolgerungen

1. Bei Volumenverlust unter 25% des Sollvolumens zeigen die meisten Patienten einen Schockindex unter 1,0.

2. Nach einem Verlust zwischen einem Viertel und einem Drittel der zirkulierenden Blutmenge verteilen sich die SI-Werte unter und über die 1,0-Linie. Die Werte $> 1{,}0$ haben aber bereits das Übergewicht.

3. Bei ausgedehnten Verlusten über ein Drittel des Sollwertes, zeigt die überragende Mehrzahl der Patienten einen Schockindex von über 1,0.

4. Statistisch besteht eine lineare Regression zwischen Ausmaß der Blutung und dem natürlichen Logarithmus des Schockindexes. Bei ausgedehnteren Verlusten steigt demnach der Quotient aus Puls und systolischem Druck nicht linear, sondern exponentiell an.

5. Die Ursache eines Blutverlustes beeinflußt den SI signifikant. Akute Hämorrhagien infolge Thoraxverletzungen bringen gegenüber inneren und Extremitätenblutungen signifikant höhere, intraperitoneale Volumenverluste dagegen signifikant schwächere Veränderungen des Schockindexes.

VI. Zentraler Venendruck bei akuter Hypovolämie

1. Verhalten des ZVD im Tierversuch

Bei einer akuten Verminderung des zirkulierenden Blutvolumens nimmt das venöse Angebot ab. Reichen die physiologischen Kompensationsmechanismen nicht aus, sinkt der zentrale Venendruck. Beim Kaninchen finden sich bei rascher Blutentnahme folgende Verhältnisse:

Der mittlere ZVD von 5 Tieren beträgt zu Versuchsbeginn 5,3 cm. Während der stufenweisen Blutentnahme sinkt er ab und erreicht nach Entnahme von 1% des Körpergewichtes 2,4 cm, bei 2% —0,8 cm. Der weitere Verlauf der Venendruckkurve gestaltet sich flacher, und nach einer Hämorrhagie von 3% des Körpergewichtes beträgt er —2,9 cm Wassersäule. Die Entnahme von 3% des Körpergewichtes überleben alle 5 Tiere, das erste stirbt jedoch schon bei einem Blutverlust von 3,3% des Körpergewichtes, das letzte bei 4,6%. Die entsprechenden Venendruckwerte liegen zwischen —3 und —4 cm Wassersäule. Werte unter —4 cm Wassersäule konnten nie registriert werden. Der arterielle Blutdruck (Ausgangswert 115 mm Hg) sinkt später als der ZVD, er beträgt im Durchschnitt bei einer Volumenentnahme von 1% des Körpergewichtes um 100 mm Hg, bei 2% um 60 mm Hg und bei 3% um 45 mm Hg, um dann bei weiterer Hämorrhagie auf unmeßbare Werte abzufallen.

Die gegenüber dem arteriellen Blutdruck rascher einsetzende Reaktion des ZVD beruht auf den weniger ausgeprägten Kompensationsmechanismen des Niederdrucksystems. Der zentrale Venendruck erweist sich in dieser Versuchsanordnung gegenüber dem peripheren als empfindlichere Meßgröße. Beim Hund fällt die Reaktion des ZVD auf Volumenverlust weniger ausgeprägt aus (RITTMANN [90]). GAUER u. Mitarb. [49, 50] fanden eine praktisch lineare Korrelation zwischen Volumen und ZVD.

2. Klinische Resultate

Zahlreiche Autoren betrachten den zentralen Venendruck als wertvolles Kriterium zur Beurteilung eines hypovolämischen Zustandes und in der Leitung einer adäquaten Trans- und Infusionstherapie:

ALLGÖWER [3, 4, 5], ARMENIADA [7], BURRI [22, 23, 26, 27, 28], COHN [33], FEURSTEIN [39], FRIEDMAN [47], McGOWAN [53], HENRY [59], HORISBERGER [63], HOSSLI [64, 65], HUGHES [67], KRAYER [70], LANDIS [71], McLEAN [74, 75], LONGERBEAM [77], LUTZ [78], SAEGESSER [93], STAHL [104], WILSON [110] usw. WIGGERS [109] bringt den Abfall des ZVD mit einer hypovolämiebedingten intrathorakalen Druckverminderung in Zusammenhang. Wie wir es betont haben [22], stellt auch PROUT [87] eine bedingte Korrelation zwischen Volumen und zentralem Venendruck fest: Der ZVD als funktionelle Größe steht nur in Korrelation mit dem Blutvolumen, wenn die übrigen diese Kreislaufgröße beeinflussenden Faktoren (Herzleistungsfähigkeit, Gefäßtonus, Druckverhältnisse der Umgebung) konstant sind. BOROW [14] fand in gewissen Fällen eine Diskrepanz zwischen Volumen und ZVD. BRISMAN [15] beschreibt 20 Fälle, vor allem mit postoperativen und infektiösen Komplikationen, bei denen die alleinige Beachtung des ZVD keine oder falsche Rückschlüsse auf die Volumensituation zuließ. KIRCHNER [69] schließlich beobachtete 25 Patienten mit massivster Hypovolämie und gleichzeitig hohen ZVD-Werten. Die klinisch an den Halsvenen bereits feststellbare Einflußstauung bei massivstem Blutverlust (24 Fälle mit RR < 100 mm Hg, Puls > 100/min) wird auf eine überschießende Zentralisation des Kreislaufs zurückgeführt. Wir haben während der vergangenen 7 Jahre anläßlich mehrerer tausend Messungen des zentralen Venendruckes nie eine derartige Reaktion feststellen können, wobei allerdings festgehalten werden muß, daß unsere therapeutischen Maßnahmen und damit auch die Messung der Kreislaufgrößen (mit einer Ausnahme) nie später als 2 Std nach dem Unfall oder dem mutmaßlichen Beginn der Blutung eingesetzt haben.

Von den in den drei vorangegangenen Abschnitten aufgeführten 176 Patienten mit akutem Blutverlust konnte gleichzeitig mit Blutvolumen, arteriellem Blutdruck und Herzfrequenz durch einen radiologisch gesichert zentral liegenden Venenkatheter in 102 Fällen die Messung des ZVD vorgenommen werden. In einer Übersichtsdarstellung sind unsere Beobachtungen bereits in 3 Gruppen aufgeteilt (Abb. 18): Innere Blutungen und Blutverluste bei vorwiegend Extremitätenverletzungen (○), intraabdominelle Blutungen (●) und Traumatisierte mit Thoraxverletzungen (▲). Nach einfachen Hämorrhagien und Extremitätenverletzungen scheint eine Korrelation zwischen ZVD und Ausmaß des Volumendefizits zu bestehen. Einzig ein Patient fällt in dieser Gruppe aus dem Rahmen (○ HI):

Ein 65jähriger Mann erleidet bei einem Verkehrsunfall multiple Extremitätenverletzungen mit Frakturen und Kontusionen des Stammes. Wir stellen bei einem Volumendefizit von 45% des errechneten Sollwertes einen Blutdruck von 45 mm Hg, eine Herzfrequenz von 112/min und einen ZVD von 9 cm H_2O fest. Unter Volumenzufuhr steigt der ZVD bei noch ungenügender Reaktion der übrigen Kreislaufgrößen auf 20 cm H_2O an. Der Patient wird digitalisiert und unter weiterer Volumensubstitution kehrt der Venendruck gleichzeitig mit Blutdruck und Puls in den Normbereich zurück. Der Mann stirbt eine Woche später an respiratorischer und renaler Insuffizienz. Bei der Autopsie wird die früher unbekannte und in der Notfallsituation beim Spitaleintritt klinisch nicht erkannte, erst durch die Reaktion des ZVD auf rasche Volumenzufuhr festgestellte Rechtsinsuffizienz des Herzens bestätigt.

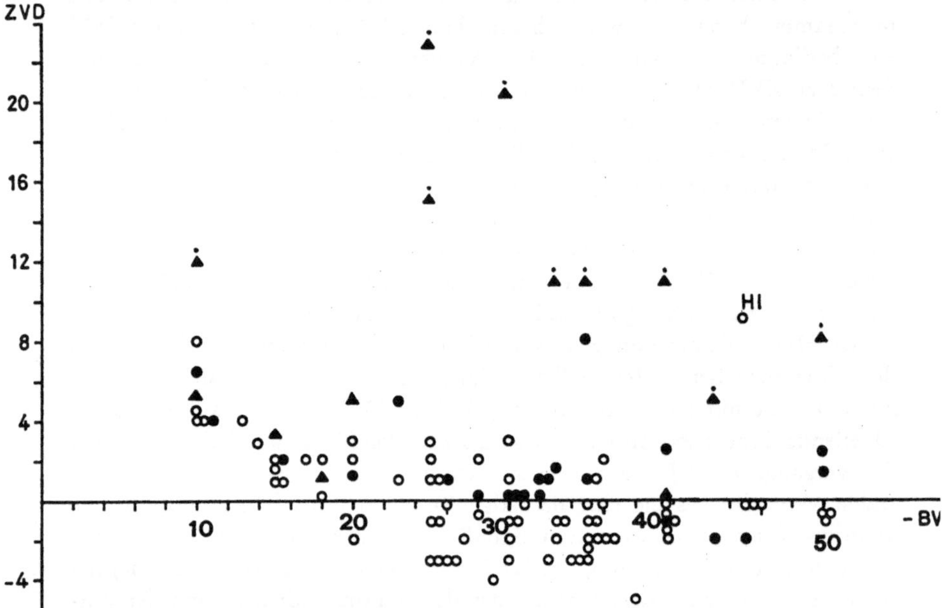

Abb. 18. Relation zwischen ZVD und Blutverlust in % des Sollvolumens (−BV). ▲ Thoraxverletzung; ▲ Thoraxverletzung mit Pneu; ● abdominale Blutung; ○ Extremitäten- und innere Blutung

Der zentrale Venendruck scheint bei intraabdomineller Blutung weniger stark abzusinken als bei intestinaler oder Extremitätenblutung. Bei Thoraxverletzungen hängt seine Reaktion vielmehr von den intrathorakalen Druckverhältnissen als vom Ausmaß des Blutverlustes ab. Sämtliche Patienten in unserer Darstellung, deren Zeichen für die Thoraxverletzung mit einem zusätzlichen Punkt markiert sind (▲), weisen einen Hämatothorax in Kombination mit Pneu oder Spannungspneu auf. Beim einfachen Hämatothorax scheint bei ruhiger Atmung (keine Preßatmung) die Druckerhöhung im Thorax auch bei größeren intrapleuralen Blutmengen relativ geringen Ausmaßes zu sein, wie der Patient mit 40% Volumenverlust in den Thoraxraum aber ohne Pneu zeigt, bei dem der ZVD 0 cm H_2O beträgt.

Die Einteilung unseres Patientengutes in 3 Gruppen, Gruppe I mit Defizit unter 25%, Gruppe II mit 25—33% und Gruppe III mit Verlust über 33%, ergibt folgende Reaktionen des ZVD: In Gruppe I liegt der mittlere

Tabelle 28. *Die Reaktion des ZVD in Abhängigkeit von Ausmaß und Ursache des Blutverlustes*

Blutverlust in % des Sollvolumens	ZVD (cm Wasser) nach verschiedenen Ursachen							
Gruppe	Mittel	n	B	n	E	n	A	n	T
I < 25%	15,92	11	+2,26	6	+2,68	5	+3,60	5	+ 5,00
II 25—33%	28,95	12	−0,67	10	−1,20	9	+0,66	3	+19,33
III > 33%	40,01	16	−1,30	8	−0,58	10	+0,90	6	+ 8,00

B innere Blutung; E Blutung bei Extremitätenverletzung; A intraabdominale Blutung; T Blutverlust bei Thoraxverletzung.

Tabelle 29. *Statistische Berechnung der Abhängigkeit des ZVD von Ausdehnung und Ursache des Blutverlustes*

Gruppe	n	BV $\bar{x}$	ZVD $\bar{y}$	Sy.x	b	Sb
B	39	28,4	−0,1	2,06	−0,156	0,034
E	24	27,5	−0,02	1,84	−0,113	0,037
A	24	31,3	1,4	2,40	−0,095	0,047
T	14	21,4	9,4	8,55	0	—

n = Anzahl Patienten; $\bar{x}$, $\bar{y}$ = arithmetisches Mittel; Sy.x = Standardabweichung des ZVD bei einem gegebenen Volumenverlust; b = Regressionskoeffizient; Sb = Standardabweichungen von b.

ZVD bei +3,00 cm H_2O, in der Gruppe II bei −0,45 cm H_2O und in Gruppe III bei −0,46 cm H_2O. Obschon diese Berechnung unter Ausschluß der Thoraxverletzungen mit Pneu stattfindet, ergibt sich zwischen den Gruppen II und III kein Unterschied mehr. Dies bedeutet, daß bei einem Patientengut, das sich aus inneren Hämorrhagien, Blutverlusten an Extremitäten und ins Peritoneum zusammensetzt, Volumenverluste über 33% gegenüber Defiziten von 25—33% keine zusätzliche Erniedrigung des ZVD verursachen.

Die Einteilung der gemessenen Werte nach Ausmaß und Ursache des Blutverlustes ergibt einige aufschlußreiche Tatsachen (Tabelle 28): Unter Volumendefiziten < 25% der Sollwerte liegen die durchschnittlichen ZVD-Werte bei allen Gruppen (B, E, A, T) im oder nur unwesentlich unterhalb des Normbereiches, nämlich zwischen +2,26 (B) und 5,00 cm H_2O (T). Bei Defiziten zwischen einem Viertel und einem Drittel der normalen Blutvolumina bewirken innere Hämorrhagien und Verluste bei Extremitätenverletzungen negative ZVD-Mittelwerte, nämlich −0,67 und −1,20 cm Wassersäule, bei intraperitonealen Blutungen ein Mittel von +0,66. Die 3 Patienten mit thorakaler Hauptkomponente (Hämatopneumothorax, zwei mit Spannungspneu) zeigten einen mittleren ZVD von 19,33 cm H_2O. Liegt das Volumendefizit über 33% des Sollwertes, kommt es nur bei der einfachen Hämorrhagie ohne Trauma zu einem weiteren ZVD-Abfall auf −1,30 cm Wassersäule.

Die statistische Auswertung der Abhängigkeit des zentralen Venendruckes von der Ausdehnung des Volumenverlustes nach einer einfachen linearen Regression ergibt für die gesamten Gruppen B und E bei mittleren Defiziten von 28,4 resp. 27,5% ein arithmetisches Gruppenmittel von −0,1 resp. −0,02 cm Wassersäule, für Gruppe A liegt es bei +1,4 cm und für Gruppe T bei +9,4 cm Wassersäule. Der zentrale Venendruck bei Blutung mit gleichzeitiger Thoraxverletzung zeigt, wie bereits anhand der Übersichtsdarstellung (Abb. 18) vermutet werden konnte, keinen statistischen Zusammenhang mit dem Ausmaß des Volumenverlustes. In den übrigen 3 Gruppen B, E und A besteht eine signifikante Korrelation (2 $P < 0,05$). In der Gruppe A ist der ZVD-Abfall bei Blutverlust signifikant geringer als in den beiden andern Gruppen B und E (2 $P < 0,05$), wobei zwischen diesen beiden letzten Gruppen (B und E) kein statistischer Unterschied besteht (Tabelle 29). Diese Tatsachen kommen bei der graphischen Darstellung der

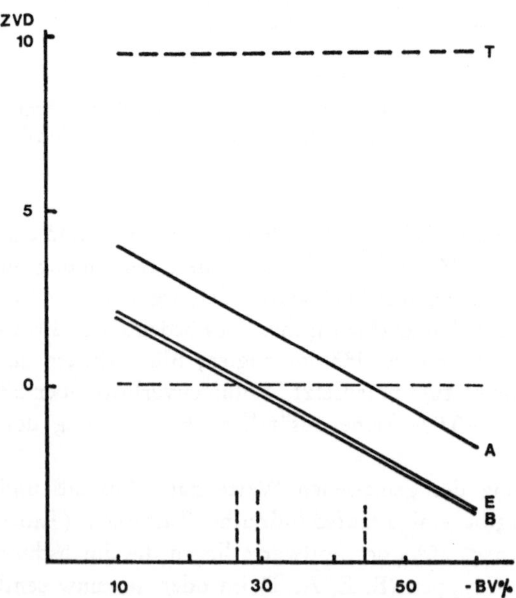

Abb. 19. Regressionsgeraden ZVD-Blutverlust für unsere 102 Patienten nach Blutungsquelle. B = innere Blutung; E = Extremitätenverletzung; A = abdominale Blutung; T = Thoraxverletzung

Regressionsgeraden (Abb. 19) deutlich zum Ausdruck: Die Geraden für innere Blutverluste und solche nach Extremitätenverletzung verlaufen parallel und kaum wesentlich voneinander getrennt, diejenige für intraperitoneale Blutungen zwar parallel zu den beiden andern, aber auf einem deutlich höheren Niveau. Die 0-Linie wird von den Regressionsgeraden B bei 27% Volumendefizit, von der Geraden E bei einem solchen von 29% und von der Geraden A erst bei Verlusten von 44% geschnitten, während für T keine Abhängigkeit zwischen ZVD und Volumenverlust besteht.

Unsere Untersuchungen ergeben eine statistisch gesicherte Abhängigkeit des ZVD vom Ausmaß eines Volumenverlustes, solange dieser durch eine intestinale Blutung, einen Verlust bei Extremitäten- oder abdominale Verletzung bedingt ist. Eine intraperitoneale Blutung läßt den ZVD infolge Druckzunahme in dieser Körperhöhle signifikant weniger stark absinken als eine intestinale oder sonstige Hämorrhagie. Volumenverluste mit verletzungsbedingten Druckänderungen im Thoraxraum ergeben keine Korrelation zwischen ZVD und Ausmaß des Defizits. Blutverluste über ein Drittel des Sollvolumens sind in Kombination mit einfachem oder Spannungspneu mit normalen oder erhöhten ZVD-Werten vereinbar.

3. Schlußfolgerungen

Anhand der Angaben aus der Literatur und zahlreicher eigener Beobachtungen, die wir an anderer Stelle ausführlich beschrieben haben (BURRI [22, 23, 28]), möchten wir uns folgende zusammenfassende Bemerkungen erlauben: Der ZVD ist eine funktionelle Größe, er hängt von der Leistungsfähigkeit des rechten Herzens, dem venösen Angebot und den Druckverhältnissen von Gefäßwand und deren Umgebung ab:

Ein tiefer zentraler Venendruck ist bei
— Hypovolämie,
— Erweiterung der Gefäße (vasodilatierende Medikamente),
— langdauernder tiefer Respiration,
— falscher Lage des Patienten (Kopf hoch),
— falscher Nullpunkt der Meßskala (zu hoch),
möglich.

Ein hoher zentraler Venendruck dagegen ist in folgenden Situationen zu erwarten:
— Lage: Kopftieflage
— Cor: Rechtsinsuffizienz
      Globalinsuffizienz
      mechanische Behinderung: Panzerherz
                                  Perikardtamponade
                                  Perikarderguß
                                  Perikardempyem

— mechanisches Hindernis in der zentralen Strombahn (Cavathrombose) proximal der Katheterspitze,
— Veränderungen in der Lungenstrombahn

intravasale Behinderung der Zirkulation:
{ Lungenembolie
Fettembolie
Luftembolie

erhöhter Tonus der Lungengefäße: gram-Sepsis
mechanische Kompression der Gefäße: Emphysem
Asthma bronchiale

— erhöhter Thoraxdruck: Überdruckbeatmung
Preßatmung
Hämatothorax (gering)
Pneumothorax (massiv)
Spannungspneumothorax (extrem)

— Kompression der großen Hohlvenen   Mediastinalemphysem
durch Veränderung im Mediastinum: Mediastinalhämatom
Mediastinalempyem

— Hypervolämie
— Tonus der Gefäßwände: vasokonstringierende Medikamente
— zentralnervöse Affektionen: Hirndruck
— methodische Fehler: Katheterspitze in kleinem Gefäß
gegen Stromrichtung
an Venenwand
verstopfter Katheter
falscher 0-Punkt der Meßskala (zu tief).

VII. Vergleich der Reaktion von Blutdruck, Puls, Schockindex, ZVD beim akuten Blutverlust

Bei einer akuten Hypovolämie erwartet man als Reaktion des Kreislaufes einen Abfall von systolischem Blutdruck und zentralem Venendruck verbunden mit einem Anstieg der Herzfrequenz und des Schockindex. Zwei der Kreislaufgrößen können jedoch eine paradoxe Reaktion aufweisen: Bei traumatischen Blutverlusten unter 25% der zirkulierenden Blutmenge zeigen 15—20% der Patienten eine hypertone Reaktion mit Blutdruckwerten über 140 mm Hg auf. Der zentrale Venendruck kann insbesondere bei Thoraxverletzungen mit Pneu über dem Normbereich liegen. Eine bradykarde Reaktion des Pulses und ein Absinken des Schockindex unter den Normbereich haben wir nie beobachtet, sie fehlt auch in den uns zur Verfügung stehenden Angaben aus der Literatur.

Die statistische Auswertung unserer Ergebnisse unter Aufteilung des Krankengutes nach Blutungsursache oder -lokalisation ergibt eine einfache lineare Regression zwischen Volumenverlust und systolischem Blutdruck, Herzfrequenz unter Ausschluß der intraabdominalen Hämorrhagien, des ZVD unter Ausschluß der Thoraxverletzungen und dem natürlichen Logarithmus des Schockindex.

Während somit systolischer Druck und Venendruck bei Blutverlusten über 10% (kleinere Defizite und normale Werte wurden nicht in die statistische Untersuchung eingeschlossen) mit zunehmendem Blutverlust linear abfallen, die Herzfrequenz im gleichen Sinne zunimmt, vergrößert sich der Schockindex bei Zunahme des Volumendefizites nicht linear, sondern *exponentiell*. Die Darstellung der Mittelwerte von RR, Puls und SI in den Abb. 20, 21 und 22 veranschaulicht diese Tatsache graphisch. Die Mittelwerte der Gruppe I (Defizite < 25%), II (25—33%) und III (> 33%) steigen oder sinken für Puls und Blutdruck praktisch linear, für den Schockindex exponentiell. Die Herzfrequenz zeigt die bedeutendste Zunahme zwischen Normalwerten und geringem Volumenverlust, der Schockindex zwischen mittleren und großen Defiziten.

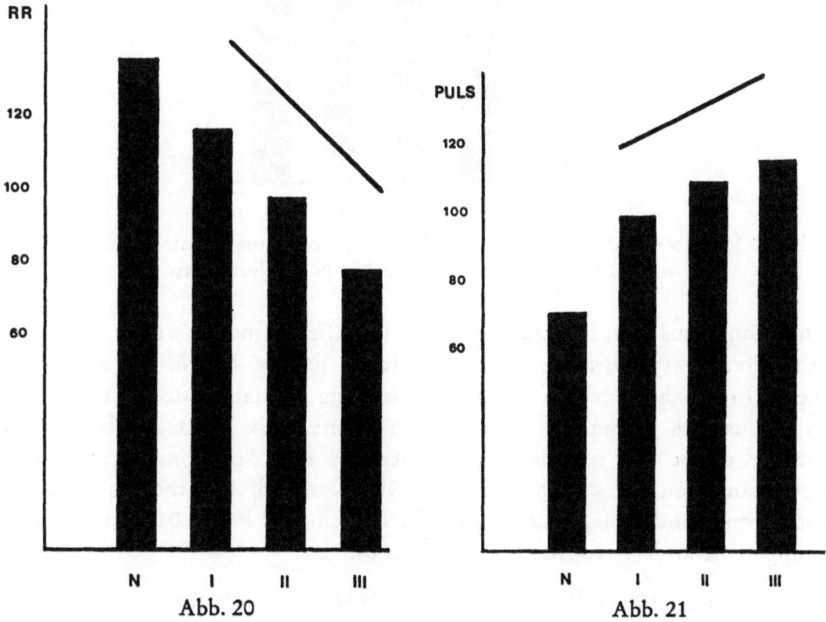

Abb. 20

Abb. 21

Abb. 20. Mittelwerte des systolischen Blutdrucks bei Volumenverlusten I unter 25%; II zwischen 25 und 33%; III über 33%; N = Normwerte

Abb. 21. Mittelwerte der Herzfrequenz bei Volumenverlusten I unter 25%; II zwischen 25 und 33%; III über 33%; N = Normwerte

Es ist demnach zu erwarten, daß der Schockindex zumindest bei Hämorrhagien über 25% die beiden einzelnen Kreislaufgrößen an Aussagekraft übertrifft.

Die Berechnung von Mittelwerten ergibt zwar Anhaltspunkte über die Aussagekraft der einzelnen Kreislaufgrößen, die statistische Auswertung muß den Ausschlag geben: Zur Bestimmung der Abhängigkeit des Blutver-

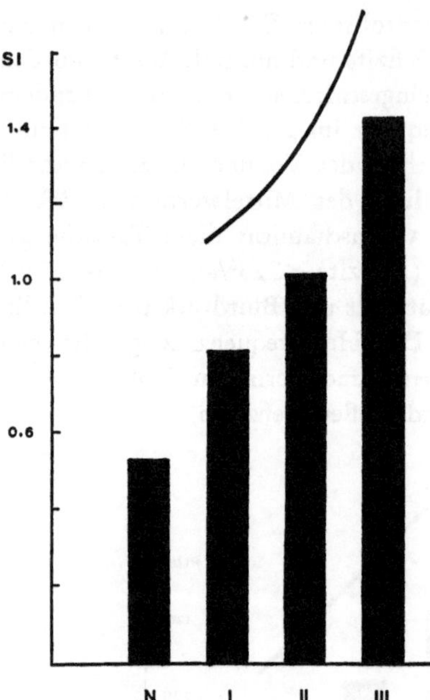

Abb. 22. Mittelwerte des Schockindex bei Volumenverlusten I unter 25%; II zwischen 25 und 33%; III über 33%; N = Normwerte

lustes von Blutdruck, Herzfrequenz und Log (Schockindex) wurde mit Hilfe eines Computerprogrammes eine mehrfache lineare Regression errechnet. Dieses Programm sucht automatisch diejenige Variable aus, mit der ein Blutverlust am besten geschätzt werden kann: Diese elektronische Untersuchung ergibt als zuverlässigstes Kriterium den *Schockindex* mit einer Signifikanz von $2P < 0,001$. Da die Gruppen nach Ursache des Blutverlustes voneinander signifikant unterschieden sind $(2P < 0,01)$, ist in jeder Gruppe eine andere Konstante zu berücksichtigen:

Schätzung: *Blutverlust = Konstante + 44 · Log (Schockindex)*
Gruppe B: Blutverlust = 27 + 44 · Log (Schockindex)
Gruppe E: Blutverlust = 24 + 44 · Log (Schockindex)
Gruppe A: Blutverlust = 33 + 44 · Log (Schockindex)
Gruppe T: Blutverlust = 22 + 44 · Log (Schockindex)

Die Schätzung des Blutverlustes weist eine Standardabweichung von ± 8 auf. Diese Berechnungen geben die Möglichkeit, für die einzelnen Gruppen des Blutverlustes ein Normogramm aufzustellen. Anhand dieser Darstellung läßt sich für den Patienten mit akutem Blutverlust nach der Berechnung des Schockindexes und unter Berücksichtigung der Blutungsursache der erlittene Blutverlust abschätzen (Abb. 23).

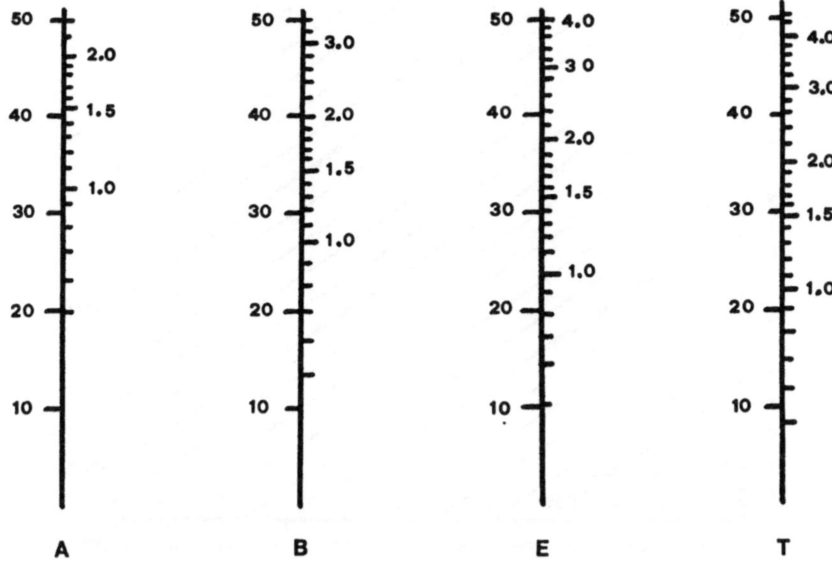

Abb. 23. Normogramme zur Schätzung des Blutverlustes anhand des Schockindexes bei abdominalen Blutungen (A), bei inneren Blutungen (B), bei Blutverlust
durch Extremitätenverletzung (E), bei Blutverlust durch Thoraxverletzung (T)

Für Blutverluste ohne Thoraxverletzungen lassen sich nach einer mehrfachen linearen Regression zudem Zusammenhänge zwischen Volumenverlust,
Blutdruck und zentralem Venendruck errechnen und graphisch darstellen
(Abb. 24). Es ist dabei zu beachten, daß die beiden Abb. 23 und 24 das
statistische Ergebnis unseres gemischten Patientengutes von 176 Fällen darstellen. Diese Zahl erscheint für bindende Aussagen relativ klein. Die beiden
Normogramme können demnach nur als einfache Hilfsmittel zur Schätzung eines Blutverlustes aufgefaßt werden. Die Beachtung weiterer Kreislaufkriterien wie die Beurteilung der peripheren Durchblutung, der Urinausscheidung und die Berücksichtigung sämtlicher klinisch verfügbarer
Untersuchungsergebnisse bleiben weiterhin in jedem Falle dringende Forde-
rung.

Eine weitere, uns für die Klinik wichtig erscheinende Beurteilungsmög-
lichkeit bietet die Eruierung der Anzahl Patienten, die bei einem bestimmten
Volumenverlust kritische Kreislaufwerte aufweisen. Seit langem wird ein
Blutdruck bei oder unter 100 mm Hg bei Herzfrequenzen von und über
100/min als die Kreislaufreaktion überliefert, die auf eine gefährliche
Situation hinweist. Wohl ist allgemein bekannt, daß bei Drucken unter
100 mm Hg und weiter Peripherie die Gewebsperfusion zur Erhaltung der
Organfunktion ausreichend sein kann, es sei deshalb nochmals betont, daß
das Hauptgewicht bei der Beurteilung eines Patienten auf der gesamten

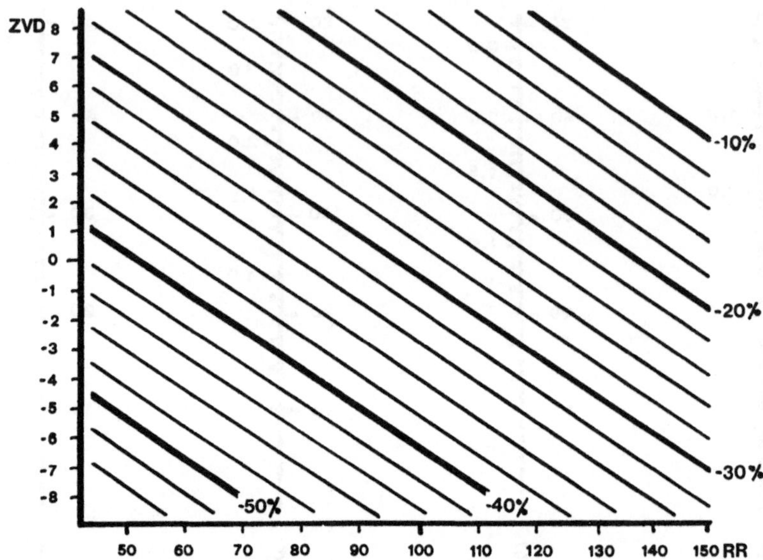

Abb. 24. ZVD und Blutdruck bei Blutverlusten verschiedenen Grades für intestinale und Extremitätenblutungen

klinischen Erscheinung liegt und die Kreislaufgrößen nur einzelne, aber nicht unwichtige Faktoren im diagnostischen und therapeutischen Mosaik darstellen. Als kritischer Wert des Schockindex gilt 1,0 für den ZVD 0 cm Wassersäule. Die Tabelle 30 gibt einen Überblick über unser Krankengut. Bei Volumenverlusten unter 25⁰/o zeigen rund 10⁰/o unserer Kranken einen systolischen Blutdruck ≦ 100,15⁰/o, einen Schockindex von ≧ 1,0, 8⁰/o einen ZVD ≦ 0 cm, aber bereits 50⁰/o einen Puls über 100/min. Bei mittleren Blutungen (25—33⁰/o) weisen rund die Hälfte der Patienten einen Blutdruck unter oder gleich 100 mm Hg, je zwei Drittel kritische Schockindexe und Venendruckwerte und drei Viertel eine Herzfrequenz über 100/min auf. Der Zuwachs zwischen geringen und mittleren Blutverlusten an kritischen Werten beträgt für den RR rund 35⁰/o, für den Puls 25⁰/o, für den SI gegen 50⁰/o und für den ZVD gar 60⁰/o der Patienten. Eine ausgedehnte Blutung mit Verlusten über ein Drittel des Sollvolumens bewirkt bei 75⁰/o der Fälle einen Blutdruckabfall unter 100 mm Hg, bei 80⁰/o einen Pulsanstieg über 100/min, bei 75⁰/o einen ZVD von 0 oder weniger, aber bei 95,18⁰/o einen Schockindex ≧ 1,0.

Die kritische Kombination von systolischem Druck < 100 bei einem Puls > 100 erreichen bei mittleren Verlusten (25—33⁰/o) 35⁰/o, einen Schockindex von > 1,0 dagegen 62⁰/o unserer Verletzten und Kranken. Bei großen Defiziten lauten die entsprechenden Zahlen 60⁰/o für die Kombination, 95,16⁰/o dagegen für den Quotienten aus Blutdruck und Puls. Die Tabellen

Tabelle 30. *Anzahl Patienten in %/o mit kritischen Kreislaufwerten bei verschiedenen Graden des Blutverlustes*

Blutverlust	RR ≤ 100	Puls ≥ 100	SI ≥ 1,0	ZVD ≤ 0
< 25%	9,32	50,00	15,62	8,14
25—33%	45,76	76,96	62,40	67,62
> 33%	73,32	81,12	95,18	75,75

Blutverlust	RR ≤ 100 / Puls ≥ 100	SI ≥ 1,0
25—33%	35,36	62,40
> 33%	60,84	95,16

Tabelle 31. *Quantitative Veränderungen von Blutdruck, Puls und Schockindex in %/o der Patientenzahl bei Blutverlusten unter 25%/o des Sollvolumens*

Stufe	RR (mm Hg)	Puls/min	SI	%/o der Patienten		
				RR	Puls	SI
I	140	60	0,59	22,84	—	7,92
II	130—139	60— 69	0,6—0,69	23,40	3,32	21,84
III	120—129	70— 79	0,7—0,79	24,96	10,92	15,60
IV	110—119	80— 89	0,8—0,89	12,48	10,92	24,96
V	100—109	90— 99	0,9—0,99	12,48	20,28	14,04
VI	90— 99	100—109	1,0—1,09	3,32	17,72	6,44
VII	80— 89	110—119	1,1—1,19	1,56	14,04	4,88
VIII	70— 79	120—129	1,2—1,29	—	12,48	3,32
IX	60— 69	130—139	1,3—1,39	—	3,32	1,56
X	50— 59	140—149	1,4—1,49	—	4,88	—
XI	< 49	≥ 150	≥ 1,5	—	1,56	—

Tabelle 32. *Quantitative Veränderungen von Blutdruck, Puls und Schockindex in %/o der Patientenzahl bei Blutverlusten von 25—33%/o des Sollvolumens*

Stufe	RR (mm Hg)	Puls/min	SI	%/o der Patienten		
				RR	Puls	SI
I	140	60	0,59	8,32	—	—
II	130—139	60— 69	0,6—0,69	6,24	2,08	6,24
III	120—129	70— 79	0,7—0,79	20,08	2,08	12,48
IV	110—119	80— 89	0,8—0,89	18,70	12,48	8,32
V	100—109	90— 99	0,9—0,99	10,38	6,24	10,88
VI	90— 99	100—109	1,0—1,09	14,56	24,24	16,62
VII	80— 89	110—119	1,1—1,19	18,7	16,62	14,56
VIII	70— 79	120—129	1,2—1,29	—	16,62	4,16
IX	60— 69	130—139	1,3—1,39	2,08	6,24	8,32
X	50— 59	140—149	1,4—1,49	—	8,32	6,24
XI	< 49	≥ 150	≥ 1,5	2,08	4,16	10,38

Tabelle 33. *Quantitative Veränderungen von Blutdruck, Puls und Schockindex in %/o der Patientenzahl bei Blutverlusten über 33%/o des Sollvolumens*

Stufe	RR (mm Hg)	Puls/min	SI	%/o der Patienten		
				RR	Puls	SI
I	140	60	0,59	—	—	—
II	130—139	60— 69	0,6—0,69	—	1,56	—
III	120—129	70— 79	0,7—0,79	12,48	—	1,56
IV	110—119	80— 89	0,8—0,89	12,48	9,56	1,56
V	100—109	90— 99	0,9—0,99	6,44	7,92	1,56
VI	90— 99	100—109	1,0—1,09	7,92	7,92	15,56
VII	80— 89	110—119	1,1—1,19	29,64	17,72	14,04
VIII	70— 79	120—129	1,2—1,29	10,92	28,08	10,92
IX	60— 69	130—139	1,3—1,39	12,48	6,44	6,44
X	50— 59	140—149	1,4—1,49	4,88	14,04	9,56
XI	< 49	≥ 150	$\geq 1,5$	3,32	6,44	39,00

31, 32 und 33 bringen eine Zusammenstellung der quantitativen Veränderungen von Blutdruck, Puls und Schockindex in Prozenten der Patientenzahl bei geringgradigen (< 25%/o), mittleren (25—33%/o) und schweren (> 33%/o) Hypovolämien, wobei die Zahlen ab Stufe VI aufschlußreich erscheinen.

Die statistische Untersuchung unter Errechnung einer mehrfachen linearen Regression mit einem Computerprogramm hat den Schockindex als die Kreislaufgröße mit der bedeutendsten Aussagekraft bei Blutverlusten von 10—50%/o bezeichnet. Die Berechnung der prozentualen Patientenanteile mit kritischen Kreislaufwerten bestätigt diese Tatsache. Der Schockindex erhöht die Aussagekraft der einzelnen Kreislaufgrößen Blutdruck und Puls sowie ihrer Kombination. Der zentrale Venendruck ergänzt (statistisch signifikant) den Schockindex bei der Beurteilung hypovolämischer Zustände in wertvoller Weise. Wir möchten deshalb zur Beurteilung kritischer Kreislaufsituationen die Anwendung des Schockindexes in Kombination mit der zentralen Venendruckmessung empfehlen und vor allem auf die Bedeutung von Zunahme des Schockindex bei Abnahme des ZVD im zeitlichen Ablauf eines hypovolämischen Geschehens hinweisen.

Literatur

1. AHNEFELD, F. W.: Die initiale Phase der Verbrennungskrankheit. Mels. med. Mitt. **39**, 157 (1965).
2. ALEXANDER, S., KERR, F. W. L.: Blood pressure responses in acute compressions of spinal cord. J. Neurosurg. **21**, 485 (1964).
3. ALLGÖWER, M.: Pathogenese des Schocks. Klin. Med. **22**, 291 (1967).
4. — Schock und Schockbehandlung. Chirurg **38**, 97 (1967).
5. — Haemodynamik und Staseprobleme des Blutverlustes. Bibl. haemat. (Basel) **27**, 147 (1967).

6. Allgöwer, M., Burri, C.: Schockindex. Dtsch. med. Wschr. 92, 1 (1967).

7. Aramendia, P.: Influence of venous return on intraventricular pressure. Acta physiol. lat.-amer. 13, 134 (1963).

8. Baker, R. J., St. Ville, M., Suzuki, F., Shoemaker, W. C.: Evaluation of red cell equilibration in hemorrhagic shock. Arch. Surg. 90, 538 (1965).

9. Bartter, F. C.: The role of aldosterone in the regulation of body fluid volume and composition. Scand. J. clin. Lab. Invest. 10, Suppl. 31, 50 (1958).

10. Bearn, A. G., Billing, B., Edholm, O. G., Sherlock, S.: Hepatic blood flow and carbohydrate changes in man during fainting. J. Physiol. 115, 442 (1951).

11. Bendixen, H. H., Egbert, L. D., Hedley, J., Laver, M. B., Pontoppidan, H.: Respiratory care. St. Louis: Mosby 1965.

12. Blalock, A.: Effects of primary shock on cardiac output and blood pressure. Proc. Soc. exper. Biol. (N. Y.) 31, 36 (1933).

13. Bock, K. D. (ed.): Schock. Berlin-Göttingen-Heidelberg: Springer 1962.

14. Borow, M., Escaro, R.: The reliability of central venous pressure monitoring and errors in its interpretation. Surg. Gynec. Obstet. 127, 1288 (1968).

15. Brisman, R., Parks, L. C., Benson, D. W.: Pitfalls in the clinical use of central venous pressure. Arch. Surg. 95, 902 (1967).

16. Broder, G., Weil, M. H.: Excess lactate: An index of reversibility of shock in human patients. Science 143, 1459 (1964).

17. Brooks, D. K., Williams, W. G., Manley, R. W., Whiteman, P.: Osmolar and electrolyte changes in hemorrhagic shock. Lancet 1963 I, 521.

18. Brunner, F. P.: Hypovolämischer Schock durch internen Plasmaverlust. Praxis 29, 917 (1963).

19. Bull, J. P.: Circulatory responses to blood loss and Injury. Prog. Surg., Vol. 4. Ed.: M. Allgöwer. Basel-New York: Karger 1964, p. 35.

20. Burri, C.: Intestinale Faktoren im hämorrhagischen Schock. Schweiz. med. Wschr. 95, 808 (1965).

21. — Allgöwer, M.: Der therapeutische Effekt verschiedener Plasmaexpander im experimentellen haemorrhagischen Schock. Chirurg 36, 1 (1965).

22. — Müller, W.: Venendruckmessungen im Tierversuch und beim chirurg. Patienten. Anaesthesist 15, 132 (1966).

23. — Kuner, E.: Bestimmungen des zentralen Venendruckes in der Chirurgie. Med. Neuheiten 72, 81 (1966).

24. — Lädrach, H. R., Siegrist, J., Allgöwer, M.: Die Bedeutung des arteriellen Blutdrucks, seiner Amplitude und der Pulszahl beim hypovolämischen Patienten. Helv. chir. Acta 34, 535 (1967).

25. — Kriterien zur Beurteilung kritischer Kreislaufsituationen in der Chirurgie. Med. Neuheiten 10, 1 (1967).

26. — Blood volume replacement. Surg. Digest 2, 25 (1967).

27. — Kriterien zur Beurteilung hypovolämischer Zustände. Schweiz. Z. Militärmed. 44, 3 (1967).

28. — Der zentrale Venendruck. St. Gallen: Hausmann 1969.

29. Chute. A. L., Cleghorn, R. A., Lathe, G. A.: Reports of No. 1 Research Unit, Ottawa, Proc. 8th meeting ssoc. C'ttee Army Med. Res. 2, 1945.

30. Clarke, R., Topley, E., Fleyr, C. T.: Assessment of blood loss in civilian trauma. Lancet 1955 I, 629.

31. — Fisher, M. R.: Assessment of blood loss following injury. Brit. J. clin. Pract. 10, 746 (1956).

32. — — Topley, E., Davies, J. W. L.: Extent and time of blood loss after civilian injury. Lancet 1961 II, 381.

33. COHN, J. N., LURIA, M. H.: Studies in clinical shock and hypotension. The value of bedside hemodynamic observation. J. Amer. med. Ass. 190, 891 (1964).

34. COOPER, D., SKILMAN, J. J., CIAMPA, G. R., EDWARDS, E. A.: External pulse recording in experimental hemorrhage and drug infusion in man. Surg. Gynec. Obstet. 125, 1246 (1967).

35. EISELE, R., DISSMANN, W., LUNKENHEIMER, P. P., NASSERI, M., THIMME, W., BUCHERL, E. S.: Hemodynamic and respiratory changes after extensive abdominal operations. Surg. Gynec. Obstet. 129, 15 (1969).

36. EMERSON, C. P., EBERT, R. V.: A study of shock in battle casualties. Ann. Surg. 122, 745 (1945).

37. ENDERLIN, F.: Erfassung des Bluvtvolumens. In: Infusionsprobleme in der Chirurgie. Hrsg.: U. F. Gruber u. M. Allgöwer. Berlin-Göttingen-New York: Springer 1965, S. 19.

38. EVANS, E. I., HOOVER, M. J., JAMES, G. W., ALM, T.: Studies on traumatic shock I Blood volume changes in traumatic shock. Ann. Surg. 119, 64 (1944).

39. FEURSTEIN, V.: Grundlagen und Ergebnisse der Venendruckmessung zur Prüfung des zirkulierenden Blutvolumens. Anaesth. u. Wiederbel. 7. Berlin-Heidelberg-New York: Springer 1965.

40. FINE, J.: The bacterial factor in traumatic shock. Springfield (Ill.): Thomas 1954.

41. FISCHER, H.: Über den Schock. Slg. klin. Vortr. (R. Volkmann) No. 10, 1870.

42. FISHER, M. R.: Clinical signs following injury in relation to red cell and total blood volume. Clin. Sci. 17, 181 (1958).

43. FOLLATH, F.: Venöser Druck und Herzminutenvolumen während Arbeit bei koronarer Herzkrankheit. Cardiologica (Basel) 48, 366 (1966).

44. FREEMAN, N. E.: Decrease in blood volume after prolonged hyperactivity of the sympathetic nervous system. Amer. J. Physiol. 103, 185 (1933).

45. — ZELLER, J. W.: The effect of temperature on the volume flow of blood through the sympathectomized paw of the dog with observations on the oxygen content and capacity, Carbon-dioxide content, an pH of the arterial and venous blood. Amer. J. Physiol. 120, 475 (1937).

46. FRIEDMAN, E. W., FRANK, H. A., FINE, J.: Portal circulation in experimental hemorrhagic shock: in vivo roentgen ray studies Ann. Surg. 134, 70 (1951).

47. FRIEDMAN, E., GRABLE, E., FINE, J.: Central venous pressure and direct serial measurements as guides in blood-volume replacement. Lancet 1966 II, 609.

48. FRISIUS, H., BARCHOW, D., HEIDRICH, H.: Beeinflussung von Kreislaufgrößen unter Bedingungen der Peritonealdialyse. Vortrag am Symposium über „Intensivtherapie bei Kreislauf- und Nierenversagen". Mainz, September 1969.

49. GAUER, O. H., SIEKER, H. O.: The continuous recording of central venous pressure changes from an arm vein. Circulat. Res. 1, 75 (1956).

50. — Die Wirkungen von Aderlaß und Transfusion auf die wichtigsten Kreislaufabschnitte. Bluttransf.-Forsch. III. Basel-New York: S. Karger 1957.

51. GELIN, L. E.: Hämatorheologische Veränderungen bei Trauma. Bibl. hämat. (Basel) 16, 67 (1963).

52. McGIFF, J. C.: The renal vascular response to hemorrhage. J. Pharmacol. exp. Ther. 145, 181 (1964).

53. McGOWAN, G. K.: The value of measuring central venous pressure in shock. Brit. J. Surg. 226, 821 (1963).

54. GRANT, R. T., REEVE, E. B.: Observations on the general effects of injury in man. Spec. Rep. Ser. med. Res. Coun. No. 277. London 1951.
55. GRUBER, U. F.: Neuere Resultate der Schockforschung und therapeutische Konsequenzen. Vierteljahresschr. schweiz. San. Of. 2, 1964.
56. HAAN, D.: Ergebnisse einer neuen Methode zur Registrierung des zentralen Venendruckes. Arch. Kreisl.-Forsch. 53, 192 (1967).
57. HENDERSON, Y.: The volume of the circulation and its regulation by the venopressor mechanism. J. Amer. med. Ass. 97, 1265 (1931).
58. HENLEY, J., WOLF, CH.: Einfluß der Sympathicusblockade auf den Venendruck. Anaesth. u. Wiederbel. 34, 75 (1969).
59. HENRY, J. P.: The effect of moderate changes in blood volume on left and right atrial pressures. Circ. Res. 1, 91 (1956).
60. HERSHEY, S. G. (ed.): Shock. Boston: Little Brown & Co. 1964.
61. HEYMANS, C., NEIL, E.: Reflexogenic areas of the cardiovascular system. London 1958.
62. HOPKINS, R. W., SABGA, G., PENN, I., SIMEONE, A.: Hemodynamic Aspects of hemorrhagic and septic shock. J. Amer. med. Ass. 191, 731 (1965).
63. HORISBERGER, B.: Die Bedeutung der kontinuierlichen Überwachung des zentralen Venendruckes bei labilen Kreislaufverhältnissen. Helv. chir. Acta 33, 9 (1966).
64. HOSSLI, G.: Die praktische Bedeutung der Venendruckmessung bei Notfällen. Z. Unfallmed. Berufskr. 2, 97 (1965).
65. — BURRI, C.: Manometrie im Schock. Klin. Med. 22, 21 (1967).
66. HOWARD, J. M., ARTZ, C. P., STAHL, R. R.: The hypertensive response to injury. Ann. Surg. 141, 327 (1955).
67. HUGHES, R. E., MAGOVERN, G. J.: The relationship between right atrial pressure and blood-volume. Arch. Surg. 79, 239 (1959).
68. KEDDIE, N. C., PROVAN, J. L., AUSTEN, W. G.: Central venous pressure, blood volume determinations and the effect of vasoactive drugs in hypovolaemic shock. Surgery 60, 427 (1966).
69. KIRCHNER, E.: Schock und zentraler Venendruck. Münch. med. Wschr. 36, 1846 (1967).
70. KRAYER, O.: Über die Beziehung zwischen Pulsfrequenz, Minutenvolumen und Venendruck am isolierten Säugetierherzen. Arch. exp. Path. u. Pharmak. 157, 90 (1931).
71. LANDIS, E. M., HORTENSTINE, J. C.: Functional significance of venous blood pressure. Physiol. Rev. 30, 1 (1950).
72. LAVER, M. B.: Pers. Mitteilung.
73. LAWIN, P.: Praxis der Intensivbehandlung. Stuttgart: Georg Thieme 1968.
74. MCLEAN, L. D.: Blood volume versus ventral venous pressure in shock. Surg. Gynec. Obstet. 118, 594 (1964).
75. MCLEAN, L. D., DUFF, J. M., SCOTT, H. M., PERETZ, D. I.: Treatment of shock in man based on hemodynamic diagnosis. Surg. Gynec. Obstet. 120, 1 (1965).
76. LILLEHEI, R. C., LONGERBEAM, J. K., BLOCH, J. H., MANAX, W. G.: The nature of experimental irreversible shock with its clinical application in shock. Ed.: S. G. Heshey. Boston: Little Brown & Co. 1964.
77. LONGERBEAM, J. K., VANNIX, R.: Central venous pressure monitoring. Amer. J. Surg. 110, 220 (1965).
78. LUTZ, H.: Differenzierung verschiedener Formen des Schocks durch einfache Meßverfahren. Dtsch. med. Wschr. 91, 1043 (1966).

79. MAHONEY, E. B., HOWLAND, J. W.: Shock: The physiological and clinical aspects. Surgery 12, 188 (1942).
80. MEYER, W.: Alltägliche Schockprobleme, ihre Genese und therapeutische Möglichkeiten. Praxis 11, 362 (1964).
81. MOSELY, R. V., DOTY, D. B., BRUITT, B. A.: Physiologic changes following chest injury in combat casualties. Surg. Gynec. Obstet. 129, 233 (1969).
82. MOTT, J. C.: The effect of haemorrhage on haemoglobin concentration, blood volume and arterial pressure in kittens and cats. J. Physiol. 194, 659 (1968).
83. NOBLE, R. P., GREGERSEN, M. I.: Blood volume in clinical shock. J. clin. Invest. 25, 158 (1946).
84. PAPST, K.: Probleme des kardiogenen Schocks. Klin. Wschr. 47, 678 (1969).
85. PAREIRA, M. D., SERKES, K. D., LANG, S.: Plasma volume response to graded hemorrage. Surgery 52, 378 (1962).
86. POLLOCK, L., KJARTANSSON, K. B., DELIN, N. A., SCHENK, W. G.: Relative value of central venous pressure monitoring an blood-volume measurement in the management of shock. Lancet 1968 I, 1108.
87. PROUT, W. G.: Relative value of central-venous pressure monitoring and blood-volume measurement in the management of shock. Lancet 1968 I, 1108.
88. LE QUESNE, L. P.: Fluid balance in surgical practice. 2nd edition. London 1957.
89. REMINGTON, J. W.: Circulatory factors in the adrenal crisis in the dog. Amer. J. Physiol. 165, 306 (1951).
90. RITTMANN, W. W., SMITH, L. L.: Cerebral blood flow following severe hemorrhage. Surg. Gynec. Obstet. 123, 67 (1966).
91. — GRUBER, U. F.: Der traumatische Schock. Prakt. Anaesth. Wiederbel. 4, 65 (1969).
92. RUSHMER, R. F., WATSON, N., HARDING, D., BAKER, D.: Compensation to exsanguination hypotension in healthy concious dogs. Amer. J. Physiol. 205, 1000 (1963).
93. SAEGESSER, M.: Die Bedeutung des zentralen venösen Blutdrucks in der Chirurgie. Schweiz. med. Wschr. 95, 974 (1965).
94. — Der hypovolaemische Schock. Praktisch-klinische Beobachtungen. Schweiz. med. Wschr. 95, 95 (1965).
95. SCHWEIBERER, L.: Pers. Mitteilung.
96. SCOTT, R., CROSBY, W. H.: The hemostatic response to injury. Ann. Surg. 141, 347 (1955).
97. SEELEY, F. S., WEISIGER, J. R. (ed.): Recent progress and present problems in the field of shock. Fed. Amer. Soc. exp. Biol., Washington 1961.
98. SERKES, K. D., LANG, S., PAREIRA, M. D.: The time relationship in plasma-volume response to graded hemorrhage. Surgery 56, 380 (1964).
99. SHOEMAKER, W. C.: Hemodynamic measurements in various types of clinical shock. Arch. Surg. 93, 189 (1966).
100. SILBERSCHMID, M., SAITO, S., SMITH, L. L.: Circulatory effects of acute lactic acidosis in dogs prior to and after hemorrhage. Amer. J. Surg. 112, 175 (1966).
101. SIMEONE, F. A.: Some issues in the problem of shock. in: Recent progress and present problems in the fields of shock. Eds.: S. F. SEELEY and J. R. WEISIGER. Fed. Amer. Soc. Exper. Biol., Washington 1961.
102. SMITH, L. L., VERAGUT, U. P.: The liver and shock. Prog. Surg., Vol. 44. Ed.: M. ALLGÖWER. Basel-New York: Karger 1964, p. 55.
103. SPIRGI, E.: Pers. Mitteilung.

104. STAHL, W. M.: Resuscitation in trauma: The value of central venous pressure monitoring. J. Trauma **5**, 200 (1965).
105. STEINER, H.: Das akute Haemoperitoneaum. Schweiz. med. Wschr. **96**, 875 (1966).
106. DE WARDENER, H. E., McSWINEY, R. R.: Renal haemodynamics in vasovagal fainting due to haemorrhage. Clin. Sci. **10**, 209 (1951).
107. WADSWORTH, G. R.: Recovery from acute haemorrhage in normal men and women. J. Physiol. **129**, 583 (1955).
108. WALLACE, J., SHARPEY-SCHAFER, E. P.: Blood changes following controlled hemorrhage in man. Lancet **1941** I, 393.
109. WIGGERS, C. J.: Physiology of shock. New York: The Commonwealth Found 1950.
110. WILSON, J. N.: Central venous pressure in optimal blood volume maintenance. Arch. Surg. **85**, 563 (1962).
111. WILLENEGGER, H., MÜLLER, M. E., ALLGÖWER, M.: Ergebnisse der Behandlung von Mehrfachverletzungen der Gliedmaßen. Langenbecks Arch. klin. Chir. **322**, 1040 (1968).

F. Die einfachen Kreislaufgrößen unter Volumenzufuhr und bei „Hypervolämie"

I. Die Reaktion der einfachen Kreislaufgrößen bei Volumenzufuhr unmittelbar nach akutem Blutverlust

Ein akuter Volumenverlust von größerem Ausmaß verursacht in der Regel einen Blutdruckabfall, Pulsanstieg, eine Zunahme des Schockindexes und einen Abfall des zentralen Venendrucks. Die Therapie der Wahl ist die Volumensubstitution mit Blut, Plasma (PPL), Blutersatz (Dextran 70) unter gleichzeitigem Angebot der vom Organismus benötigten Mengen Elektrolyte und freiem Wasser. Die Wahl der entsprechenden Substitution erfolgt am besten nach den von GRUBER [13] aufgestellten Grundsätzen.

Wird ein Kaninchen durch kontinuierliche Blutentnahme aus der Arteria femoralis innerhalb 15—20 min einer akuten Hämorrhagie von 3% seines Körpergewichtes ausgesetzt, reagiert der Kreislauf zunächst mit einem Abfall des zentralen Venendrucks. Ein Abfall des systolischen Blutdrucks tritt erst sekundär auf, er beträgt bei Entzug von 1% des Körpergewichtes kaum 10% des Ausgangswertes, während der ZVD bereits um mehr als 50% des Ausgangswertes abgesunken ist. Der weitere Volumenverlust bringt einen nun gleichförmigen Abfall von arteriellem und venösem Druck. Bei einem Defizit um 45% der zirkulierenden Blutmenge liegt der systolische Druck um 40 mm Hg, der ZVD um —3 cm Wassersäule. Ersetzen wir nach einer Hypotoniephase von 60 min das bestehende Defizit durch rasche Retransfusion, setzt nun die Reaktion des arteriellen Druckes gegenüber dem ZVD früher und ausgiebiger ein. Nach erfolgter Wiederauffüllung des Kreislaufes hat der Blutdruck seinen Ausgangswert praktisch wieder erreicht, nicht aber der zentrale Venendruck, der zu diesem Zeitpunkt um 0 cm Wassersäule liegt. Setzen wir die Volumenzufuhr mit Dextran 70 fort, erreicht der ZVD bei einer Übertransfusion von ungefähr 15% des Sollvolumens seinen Ausgangswert, der arterielle Druck ändert sich nicht.

Die nun folgende kontinuierliche Kreislaufüberladung bewirkt einen weiteren Anstieg des ZVD bei wieder einsetzendem Blutdruckabfall. Die beiden Kurven kreuzen sich bei einem intravasalen Volumenüberschuß von ungefähr einem Drittel des Sollvolumens. Unter weiterer Infusion stirbt das Tier unter kontinuierlichem Blutdruckabfall und Venendruckanstieg.

Diese Versuchsanordnung zeigt eindeutig, daß es auch für die Volumenzufuhr nach einfacher Hypovolämie eine therapeutische Breite gibt: Ungenügender Ersatz kann die an und für sich günstige Prognose ebenso gefährden wie eine sinnlose Überladung des Kreislaufs. Die fortgesetzte Überwachung der Kreislaufgrößen und der klinischen Symptomatologie erlaubt es in den meisten Fällen mit unkompliziertem akutem Blutverlust, die erforderliche Substitutionsmenge zu bestimmen und damit die entsprechende therapeutische Breite des Ersatzes einzuhalten.

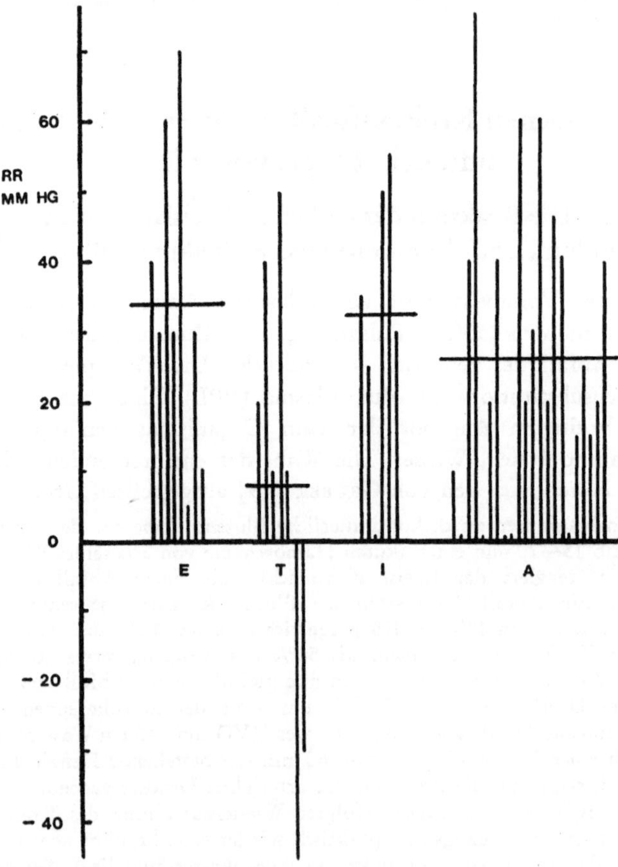

Abb. 25. Das Verhalten des systolischen Blutdrucks auf Volumensubstitution bei 43 Patienten mit Blutverlusten verschiedener Genese: E = Extremitätenverletzung; T = Thoraxverletzung; I = intestinale Blutung; A = abdominale Blutung

In einem Kollektiv von 43 Patienten mit akuten Blutverlusten unterschiedlicher Ätiologie haben wir die Reaktion auf die therapeutische Volumensubstitution beobachtet: Unser Patientengut setzt sich aus Blutungen innerer Ursachen (B) nach Extremitäten- (E) und Thoraxverletzungen (T) sowie intraabdominalen Hämorrhagien (I) zusammen. Das mittlere Volumendefizit beträgt $30,07 \pm 6,2^0/_0$ des errechneten Sollwertes, die Beobachtungszeit ist auf maximal 3 Std festgelegt. Die Substitution besteht aus Blut, PPL und/oder Dextran 70, die zugeführte Menge liegt bei $1,35 \pm 0,41$ l/Std. Spätere Kontrollmessungen der zirkulierenden Blutmenge zeigen einen positiven Effekt in der Wiederauffüllung des intravasalen Volumens.

Die Reaktion des *systolischen Blutdrucks* auf die Volumensubstitution erweist sich mit zwei Ausnahmen als einheitlich (Abb. 25): Der mittlere Anstieg des RR beträgt 25,1 mm Hg. Die Aufteilung in die erwähnten 4 Ursachengruppen ist graphisch auf der Abb. 25 dargestellt.

Der mittlere RR-Anstieg nach Extremitätenverletzungen, intestinalen und intraperitonealen Blutungen liegt zwischen 26 und 34 mm Hg, nach Thoraxverletzungen bei 8 mm Hg. In dieser letzten Gruppe (T) finden sich 2 Patienten mit paradoxer Blutdruckreaktion unter Volumenzufuhr: Beide litten an einem Hämatopneumothorax, waren stark dyspnoisch mit CO_2-Retention, und trotz Blutverlusten um $20^0/_0$ lag der Ausgangsdruck über dem Normbereich. In die Beobachtungsphase fällt bei den Thoraxverletzten neben der Volumenzufuhr das Einlegen von Bülau-Drainagen.

Der Puls reagiert uneinheitlich auf die Substitutionstherapie (Abb. 26): In der Gruppe E weisen 3 Patienten eine Zunahme, 5 eine Abnahme der Herzfrequenz auf, in der Gruppe T sind es 2 und 4, bei einem der Verletzten bleibt der Puls unverändert. Von den 22 Patienten mit intraabdominaler Blutung kommt es unter Einsetzen der Volumentherapie bei 16 zu einem Anstieg der Herzfrequenz. Die Gruppenmittelwerte für E, T und I weisen in der Abb. 26 ein negatives Vorzeichen auf, was einer bradykarden Reaktion gleichkommt, der Mittelwert für A dagegen ist positiv und entspricht demnach einer Beschleunigung der mittleren Herzfrequenz. Diese Tatsache läßt sich wenigstens teilweise auf die zu Therapiebeginn vorhandenen relativ tiefen Ausgangswerte, wie sie entsprechend den früher beschriebenen Beobachtungen für intraperitoneale Blutungen typisch sind, zurückführen. Unsere Befunde bestätigen die Angaben von WALLACE [21], der nach kontrollierten Blutentnahmen am Menschen auf Volumenersatz verschiedenartige Reaktionen der Herzfrequenz beobachtete.

Der Schockindex erweist sich trotz des Verhaltens der Herzfrequenz in seiner Reaktion einheitlicher: Nach Hämorrhagien intestinaler Genese und nach Verletzung der Extremitäten fällt er in allen Fällen als Zeichen der Verbesserung der Kreislauflage ab. Bei den Thoraxverletzten findet sich in einem Ausnahmefall ein ansteigender Wert, bedingt durch einen massiven Blutdruckabfall. Trotz Zunahme der Herzfrequenz bei 16 Patienten in

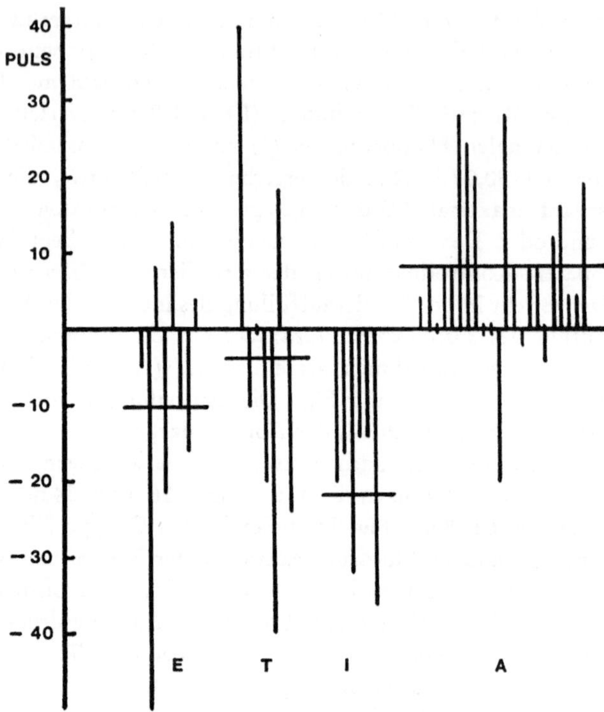

Abb. 26. Das Verhalten der Herzfrequenz auf Volumensubstitution bei 43 Patienten mit Blutverlusten verschiedener Genese: E = Extremitätenverletzung; T = Thoraxverletzung; I = intestinale Blutung; A = abdominale Blutung

Gruppe A steigt der SI nur bei 4 in 8 Fällen um weniger als 0,1 an (Abb. 27).

Zahlreiche Autoren, darunter BORST [1], BORUCHOW [2], BURRI [3], COHN [5], EASTRIDGE [7], FEURSTEIN [9], FRIEDMANN [10], HORISBERGER [14], JONES [15], LANDIS [16], LONGERBEAM [17], SYKES [20] und WILSON [23] sehen im zentralen Venendruck ein wichtiges Kriterium zur Steuerung der Substitution nach akuter Hypovolämie. Wie unsere Tierversuche ergeben haben, ist unter Flüssigkeitszufuhr ein ZVD-Anstieg zu erwarten. Tatsächlich steigt der ZVD denn auch bei allen unseren Patienten mit Ausnahme von 6 Thoraxverletzten an. Diese 6 Patienten litten an einem Hämatopneumothorax mit hohem Ausgangsdruck, wobei der Abfall in den Normbereich durch das Einlegen von Drainagen mit Druckausgleich im Thorax unter der gleichzeitigen Volumenzufuhr bedingt ist (Abb. 28).

Das Ausmaß des ZVD-Anstieges ist neben den beschriebenen Faktoren von dem pro Zeiteinheit zugeführten Volumen abhängig. Bei einem Kreislaufgesunden verändert sich der ZVD unter Gabe von 500 ml Kolloid inner-

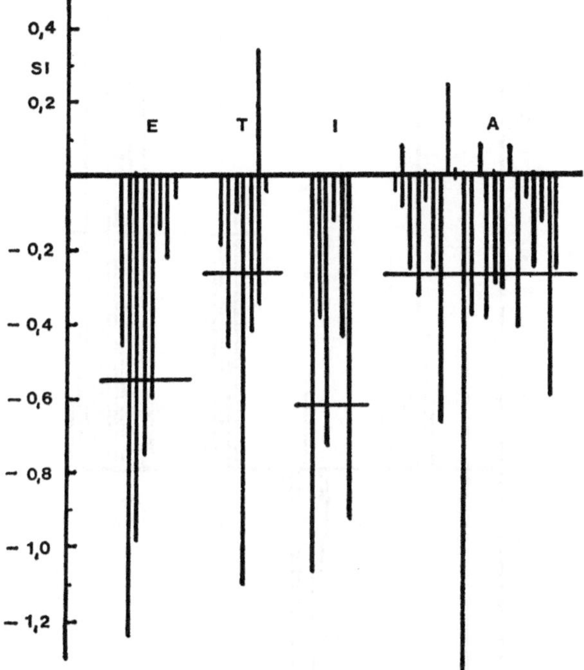

Abb. 27. Das Verhalten des Schockindexes auf Volumenzufuhr bei 43 Patienten mit Blutverlusten verschiedener Genese: E = Extremitätenverletzung; T = Thoraxverletzung; I = intestinale Blutung; A = abdominale Blutung

halb 3 Std kaum. Erfolgt die Zufuhr rasch, kann folgende Reaktion beobachtet werden: Eine Infusion von 500 ml Plasma innerhalb 10 min bei einem jungen Patienten mit Verbrennungen und einem gemessenen, unbedeutenden Defizit von 10⁰/₀ bewirkt einen ZVD-Anstieg von 4,5 cm H₂O bis zum Infusionsende. Nach Absetzen der Infusion kommt es zu einem raschen Abfall, der von einem vorübergehenden leichten Anstieg gefolgt wird. Innerhalb 15 min wird schließlich ein Wert, der 1,5 cm über dem Ausgangsdruck liegt, erreicht und längere Zeit gehalten. SCHOLZ u. GRUBER [19] haben bei Patienten anläßlich einer vergleichenden klinischen Untersuchung verschiedener Plasmaersatzpräparate zentrale Venendruckmessungen durchgeführt. In ihrer Versuchsanordnung wird der ZVD vor der Infusion gemessen, die Zufuhr von 500 ml Kolloid erfolgt über 30 min. Unmittelbar nach Infusionsende gibt die erneute ZVD-Bestimmung Aufschluß über das Verhalten dieser Meßgröße am normovolämischen Patienten. Der Anstieg unter den genannten Bedingungen beträgt um 3 cm Wassersäule. Unsere Beobachtungen über das Verhalten der einfachen Kreislaufgrößen unter Volumenzufuhr bei akut hypovolämischen Zuständen lassen sich wie folgt zusammenfassen:

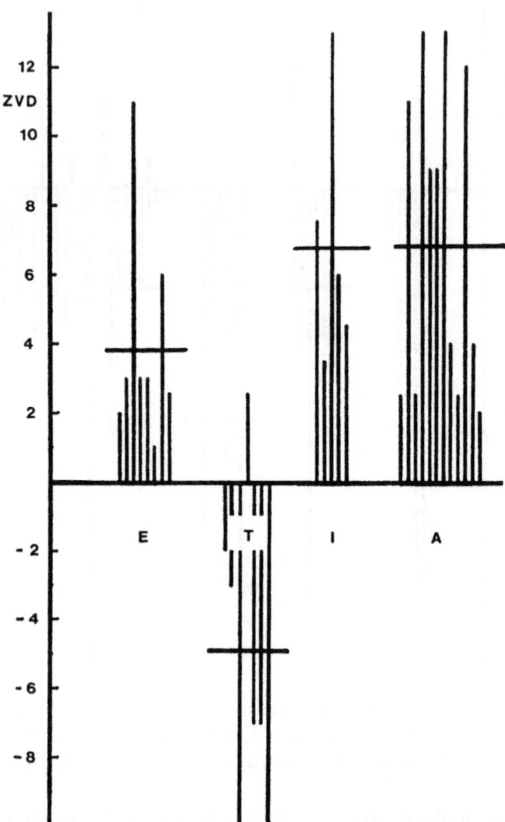

Abb. 28. Das Verhalten des zentralen Venendrucks auf Volumenzufuhr bei 43 Patienten mit Blutverlusten verschiedener Genese: E = Extremitätenverletzung; T = Thoraxverletzung; I = intestinale Blutung; A = abdominale Blutung

1. Bei Vorliegen eines Blutverlustes intestinaler oder peripherer (Extremitäten) Genese kommt es bei vorbestehender Hypotonie, hohem Schockindex und tiefem ZVD bei adäquater Volumenzufuhr zu einem Anstieg von arteriellem und zentralvenösem Druck und einem Abfall des Schockindexes. Die Herzfrequenz zeigt in Bestätigung der Befunde von WALLACE [21] eine uneinheitliche Reaktion.

2. Bei intraabdominalen Blutungen ist das Verhalten von Blutdruck, Schockindex und ZVD mit der vorgängig beschriebenen Reaktion praktisch identisch. Die Herzfrequenz dagegen zeigt in der Mehrzahl der Fälle zu Beginn der Substitutionstherapie, wohl infolge der bei dieser Blutungsquelle typischen bradykarden Ausgangslage, eine Beschleunigung.

3. Bei Thoraxverletzungen mit Hämatopneu besteht in der Mehrzahl der Fälle ein hoher zentraler Venendruck. Die Entlastung des Thoraxraumes

bringt trotz gleichzeitiger massiver Volumenzufuhr einen Druckabfall in den herznahen Venen. Somit beeinflussen die Druckverhältnisse im Thorax den ZVD stärker als die jeweilige Volumensituation.

4. Ein wichtiger Faktor in der Beurteilung eines Therapieerfolges nach Hypovolämie erscheint uns die in unseren Untersuchungen als Vergleichskriterium benützte direkte Messung der zirkulierenden Blutmenge selbst.

II. Die einfachen Kreislaufgrößen unter Volumenzufuhr nach längerdauerndem Blutungsschock

Setzt die Volumentherapie nach einem akuten Blutverlust, wie im vorangegangenen Abschnitt beschrieben, unmittelbar und adäquat ein, erfolgt unter Normalisierung der Kreislaufparameter die Restitutio. Dauert ein Schockzustand längere Zeit an, liegen die Verhältnisse etwas anders:

Wir haben beim Kaninchen die Reaktion von arteriellem und venösem Druck unter Volumenzufuhr nach Hypotoniephasen von unterschiedlicher Dauer registriert. Bei einer Hämorrhagie bis zu 3% des Körpergewichtes fallen arterieller und zentralvenöser Blutdruck kontinuierlich ab, wobei die Kurven zwischen 2% und 3% des Körpergewichtes flacher verlaufen. Nach Entbluten von 3% des Körpergewichtes liegen die Venendruckwerte zwischen −2 und −4 cm. Während der von 30—120 min dauernden Schockphase verändert sich der zentrale Venendruck bei keinem der Tiere wesentlich. Bei Retransfusion des Eigenblutes und anschließender Weiterinfusion einer Dextranlösung steigt der zentrale Venendruck zunächst langsam, dann steiler an. Der systolische Druck reagiert bei allen Tieren in dieser Versuchsphase rascher und ausgiebiger.

Beim ersten Kaninchen (Abb. 29), das während 30 min im Schock belassen wird, verursacht die Entblutung von 3% des Körpergewichtes (ca. 45% des Sollvolumens) bei einem Ausgang von 4 cm einen Abfall des ZVD auf −2 cm Wassersäule. Nach Retransfusion der gesamten entnommenen Blutmenge beträgt er 2 cm. Der arterielle Druck ist dabei praktisch restituiert. Die Dextran 70-Menge die benötigt wird, um den zentralvenösen Ausgangswert von 4 cm zu erreichen, beträgt 0,7% des Körpergewichtes oder ungefähr 10% des Sollwertes (Abb. 29). Der Venendruck des 2. Versuchstieres (Schockdauer 60 min) zeigt nach der vollständigen Retransfusion einen Wert von 0 cm, der Ausgangswert von 4,5 cm wird durch eine „Hypervolämie" von 1,4% des Körpergewichtes erreicht. Beim 4. Kaninchen sind es nach einem 2stündigen Schock gar 2,4% des Körpergewichtes oder ungefähr 1/3 des Sollvolumens (Abb. 30). Diese Versuche lassen erkennen, daß nach einem hämorrhagischen Schock nur durch eine über den Sollwert hinausreichende Zufuhr der venöse Ausgangsdruck erreicht werden kann. Die dazu benötigte Infusionsmenge steigt mit der Dauer der Schockphase an und beträgt nach

7*

30 min Schockphase um 10%, nach 60 min um 20%, nach 90 min annähernd 30% und nach einer Hypotoniedauer von 120 min über 33% des Soll-volumens der entsprechenden Versuchstiere.

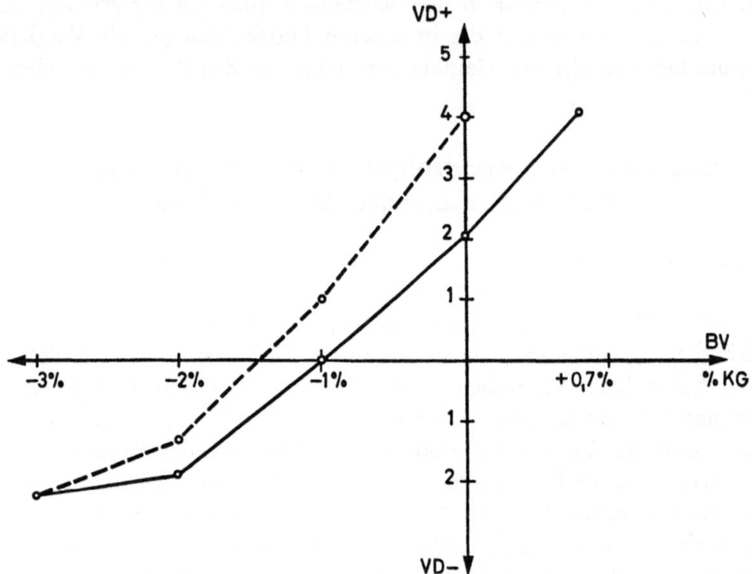

Abb. 29. Verlaufskurve des ZVD bei akutem Blutverlust und unter Substitution nach einer Schockphase von 30 min beim Kaninchen

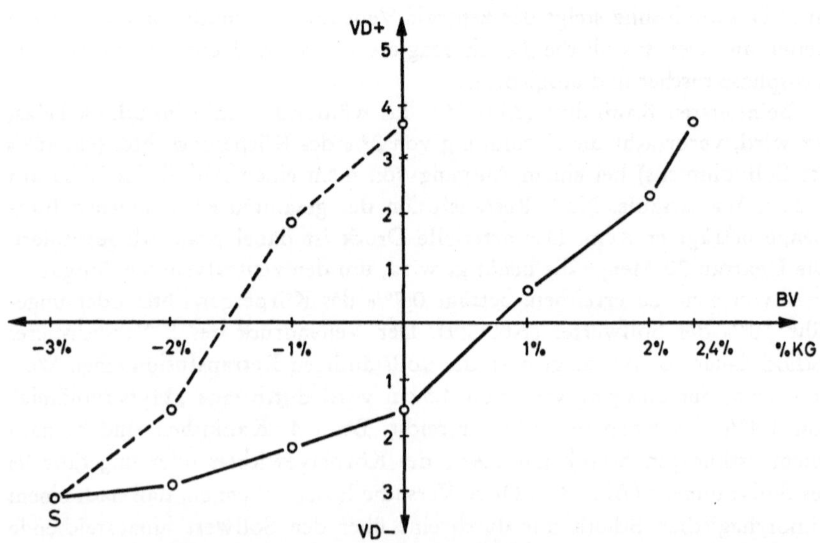

Abb. 30. Verlaufskurve des ZVD bei akutem Blutverlust und unter Substitution nach einer Schockphase von 120 min beim Kaninchen

An einigen klinischen Fällen konnten wir im Kantonsspital Chur bei Patienten, die in den Bergen oder auf entfernten Straßen verunfallt und einem längeren Antransport ausgesetzt waren, ähnliche Beobachtungen machen. Ein aufschlußreiches Beispiel soll das Verhalten der einfachen Kreislaufgrößen in einer derartigen Situation belegen:

Ein 68jähriger Patient erleidet anläßlich eines Verkehrsunfalles auf einer abgelegenen Bergstraße doppelseitige Oberschenkeltrümmerfrakturen und über den ganzen Körper verteilt multiple Kontusionen. Der Antransport nimmt über 3 Std in Anspruch, eine Behandlung erfolgte während dieser Phase nicht. Bei Spitaleintritt stellen wir einen systolischen Druck von 80 mm Hg, bei einer Herzfrequenz von 145/min, einem Schockindex von 1,8 und einem zentralen Venendruck von —2 cm Wassersäule fest. Durch den zentralen Venenkatheter wird Dextran 70 eingepumpt, die gleichzeitige Volumenmessung ergibt ein Defizit von 35% des errechneten Sollvolumens (das zu diesem Zeitpunkt errechnete Sollvolumen wich um 5% vom 6 Monate später bestimmten Normalwert dieses Patienten ab). Die Volumensubstitution erfolgt mit 7 Flaschen Blut. Jetzt liegt der systolische Druck auf 130 mm Hg, der Puls um 100, der Schockindex um 0,8, der ZVD jedoch beträgt immer noch 0 cm. Eine Übertransfusion von 20% des Sollvolumens bringt den Blutdruck auf 150 mm Hg (Normalwert des Patienten!) bei einer Herzfrequenz um 100/min und einem Schockindex um 0,6, während nun auch der ZVD mit 6 cm Wasser in den Normbereich zurückkehrt. Zugleich tritt nun eine Verbesserung der peripheren Zirkulation auf und die Urinausscheidung setzt wieder ein.

Dieser und einige ähnliche Fälle zeigen, daß auch beim Menschen nach längerdauerndem Blutungsschock Übertransfusionen notwendig sein können, um den zentralen Venendruck in den Normbereich zu bringen. Unsere Beobachtungen decken sich mit den Erfahrungen amerikanischer Autoren an Kriegsverletzten, bei denen zur Stabilisierung der Kreislaufverhältnisse massive Übertransfusionen notwendig waren.

Es sei an dieser Stelle darauf hingewiesen, daß nach längerdauernden Hypotoniephasen neben der Volumensubstitution oft ein weites therapeutisches Spektrum eingesetzt werden muß, um hypoxiebedingte Organschäden und die gestörte Metabolik wiederherzustellen. Die einfachen Kreislaufgrößen, insbesondere die kontinuierliche Messung des zentralen Venendrucks, erweisen sich aber auch in derartigen Situationen als wichtige Hilfsmittel.

III. Die einfachen Kreislaufgrößen unter Volumenzufuhr beim kardial vorgeschädigten Patienten

Wenn beim kreislaufgesunden Patienten nach einem akuten Blutverlust die Substitution sofort einsetzt, genügt die Zufuhr bis zum Sollwert. Nach längerdauernder Hypotoniephase wird in den meisten Fällen eine „Kreislaufüberladung" zur Restitution notwendig. Andere Verhältnisse liegen bei Patienten mit geschädigtem Herzen vor, die einen akuten Volumenverlust erleiden. Wie im Tierversuch gezeigt werden konnte, kommt es auch beim zu Versuchsbeginn kreislaufgesunden Kaninchen durch ausgedehnte Übertransfusionen unter dem Bilde des Rechtsversagens zu einem erneuten Blutdruckabfall bis zum Tode des Versuchstieres. Dieser drohenden Gefahr ist der Herzpatient in vermehrtem Maße ausgesetzt.

Fall 1. F. A., 66jährig.

Bei diesem im Allgemeinzustand reduzierten Patienten steigt am 5. Tag nach einer Magenoperation die Herzfrequenz auf 110/min, der Blutdruck liegt bei 110 mm Hg. Das Hämoglobin beträgt 74%. Trotz eines gemessenen Blutvolumens, das dem Sollwert des Kranken entspricht, verordnet der zuständige Assistent eine Bluttransfusion. Nach Einlaufen von 300 ml in über 1 Std steigt der zentrale Venendruck von 6 auf 16 cm an und obwohl sich der Zustand des Patienten verschlechtert, zeigen weder Blutdruck noch Puls eine entsprechende Reaktion. Das sofortige Absetzen der Transfusion und die rasche Digitalisierung bringen unter Blutdruckanstieg und Pulsverlangsamung den ZVD in den Normbereich zurück.

Fall 2. K. H., 50jährig.

Bei diesem Kranken mit einem Leistenabszeß kommt es bei einem gemessenen Volumendefizit von 15% des Sollvolumens zu einem septischen Zustandsbild unter Blutdruckabfall auf 90 mm Hg, Pulsanstieg auf 120/min. Bei einem ZVD von 5 cm werden 500 ml Plasmalösung zugeführt. Während systolischer Druck und Puls sowie der Schockindex eine positive Reaktion zeigen, steigt der ZVD steil auf

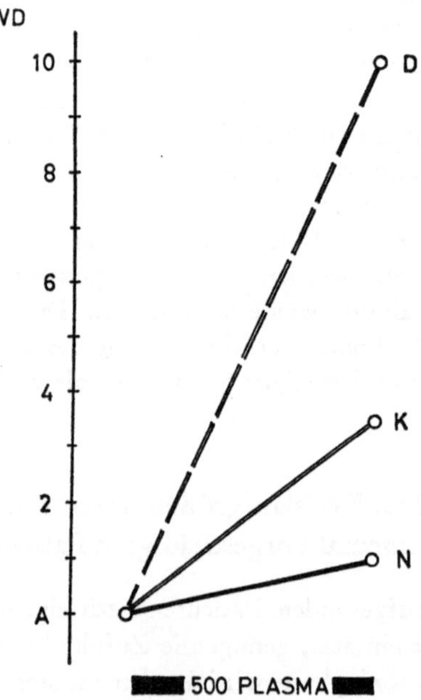

Abb. 31. Reaktion des ZVD auf 500 ml Plasma bei latent rechtsinsuffizienten Patienten vor (D) und nach (K) Digitalisierung. N = Normale Reaktion eines Herzgesunden auf die gleiche Menge Plasma, in der gleichen Zeit zugeführt

18 cm Wasser an, der Kranke gerät ins Lungenödem. Überdruckbeatmung und Digitalisierung lassen diesen Zustand reversibel gestalten, der ZVD kehrt in den Normbereich zurück (5 cm).

Die Zufuhr von 500 ml Humanplasma innerhalb 3 Std verursacht bei einem herzgesunden Patienten (N) einen Anstieg des ZVD um 1 cm (Abb. 31). Bei einem anderen, leicht hypovolämischen Patienten dagegen bewirkt die gleiche Menge Plasma, im gleichen Zeitraum infundiert, einen Anstieg des ZVD um 10 cm, in absoluten Werten von 5 auf 15 cm Wasser (D). Dieses Verhalten muß als Ausdruck einer Verminderung der Herzleistungsfähigkeit gedeutet werden und der Patient wird mit Digitalis rasch gesättigt. 24 Std später erhält der gleiche Patient eine weitere Plasmainfusion unter den gleichen Bedingungen (500 ml in 3 Std). Der Anstieg des ZVD beträgt jetzt infolge der Verbesserung der myokardialen Funktion nur mehr 3 cm Wasser (K) (Abb. 31).

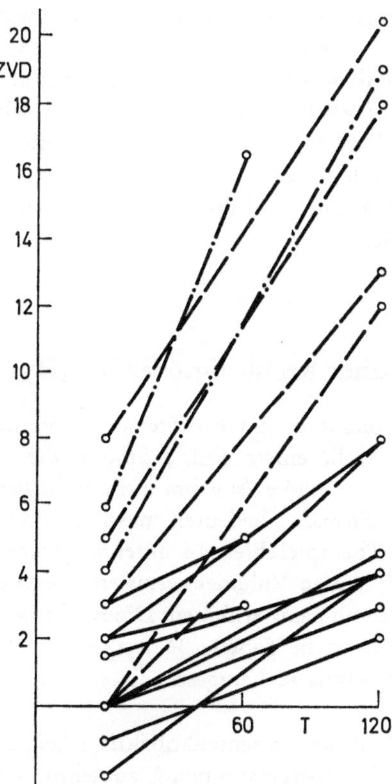

Abb. 32. Verhalten des ZVD auf vergleichbare Volumenmengen innerhalb 60 bis 120 min. ——— hypovolämische Patienten; — — — septische Patienten; — · — · herzkranke Patienten

Die Abb. 32 gibt eine graphische Übersicht über das Verhalten des ZVD unter Zufuhr von 565 ± 123 ml Kolloid/Std bei 9 hypovolämischen, 442 ± 68 ml/Std bei 4 septischen und 456 ± 76 ml/Std bei kardial geschädigten Patienten. Diese vergleichbaren Infusionsmengen bewirken bei den kreislaufgesunden, rein hypovolämischen Patienten einen ZVD-Anstieg von 1,98 ± 0,8 cm Wasser in 1 Std, bei den septischen einen solchen von 4,22 ± 1,8 cm und bei den Herzkranken von 7,75 ± 2,6 cm Wasser.

Unserer Erfahrung entsprechend erweist sich wie bei COHN [6], NAGER [18] und WEIL [22] die kontinuierliche Messung des zentralen Venendrucks als zuverlässigstes Kriterium zur Überwachung der Volumenzufuhr beim kardial geschädigten Patienten. In den beiden als Beispiele aufgeführten Fällen zeigen weder systolischer Druck, Herzfrequenz noch der Schockindex signifikante Veränderungen, die auf die Gefährlichkeit der entsprechenden Kreislaufsituation, die in einem der Fälle zum manifesten Lungenödem führte, hinweisen. Der zentrale Venendruck dagegen gibt durch seinen raschen und steilen Anstieg einen Hinweis auf die drohende Gefahr. Einschränkend muß dabei allerdings festgehalten werden, daß aus den Meßwerten im oberen Hohlvenensystem nicht unbedingt auf die Druckverhältnisse im linken Vorhof geschlossen werden kann. In seltenen Fällen, insbesondere durch ein Linksversagen bei einem Aortenvitium, kann ein Lungenödem ohne vorangehende massive ZVD-Erhöhung eintreten. Immerhin halten wir uns unter der Volumenzufuhr an einem oberen Grenzwert des ZVD von 15 cm Wassersäule.

IV. Die einfachen Kreislaufgrößen bei „Hypervolämie"

Im Tierversuch kommt es unter extremer Überladung des Kreislaufes zu einem Blutdruckabfall, einem Puls-, Schockindex- und ZVD-Anstieg. Kann das Herz das hohe venöse Angebot nicht mehr bewältigen, versagt es. Unter klinischen Verhältnissen bedeuten massive „Hypervolämien" in den meisten Fällen einen Therapiefehler. In unserem gesamten Material fanden sich 10 Fälle, die nach akuten Volumenverlusten Übertransfusionen zwischen 20 und 50% ihres Sollvolumens erhielten. Die Reaktion der einfachen Kreislaufgrößen dieser Fälle ist in Tabelle 34 festgehalten (Gruppe I), sie wird mit derjenigen von ebenfalls 10 herzgeschädigten Patienten (Gruppe II) verglichen:

Die Ergebnisse für dieses Patientenkollektiv scheinen mit den Resultaten unserer Tierversuche in Übereinstimmung zu sehen. Unter einer mittleren Kreislaufüberladung von einem Drittel des Sollvolumens zeigt der Blutdruck eine leichte hypotone, der Puls eine tachykarde Reaktion, der Schockindex ist mit 0,93 ± 0,21 erhöht und der ZVD beträgt im Mittel 10,3 cm Wasser.

Für die Herzkranken liegt der systolische Druck bei vergleichbarem Volumenüberschuß um 10% tiefer, die Herzfrequenz 20% höher, ebenso der Schockindex (20%), während die Differenz für den ZVD um 80% beträgt (Tabelle 34). Während auch in der Gruppe II normale Druck- und Pulswerte gemessen wurden, zeigte keiner dieser Patienten einen Schockindex unter 1,0 und einen ZVD im Bereich der Norm.

Tabelle 34. *Die einfachen Kreislaufgrößen unter Kreislaufüberladung bei je 10 herzgesunden und kardial geschädigten Patienten*

Patienten	+BV %	RR (mm Hg)	Puls	SI	ZVD (cm H$_2$O)
Gruppe I n = 10 Kreislaufgesunde	32,0 (20—50%)	102,5 (90—120)	96,0 (72—152)	0,93 (0,55—1,37)	10,3 (7—13)
Gruppe II n = 10 kardialgeschädigte	28,5 (15—45%)	92,5 (55—140)	117,8 (80—152)	1,16 (1,0—2,33)	18,2 (11—20,5)

Bei therapeutisch falscher, überschießender Kreislaufüberladung vermag der Kreislauf eines kardial gesunden Patienten größere Mengen zu kompensieren. Es besteht jedoch auch beim Menschen die im Tierversuch nachgewiesene Tendenz zu Hypotonie, Tachykardie und Anstieg von Schockindex und ZVD. Bei vorbestehendem Herzschaden ist diese Kreislauftendenz verstärkt, der Schockindex steigt über 1,0 und der ZVD auf pathologisch hohe Werte. Der Schockindex und vor allem der zentrale Venendruck erweisen sich in dieser Situation als die zuverlässigsten Kriterien.

Zum Begriff der „Hypervolämie" sei uns an dieser Stelle eine Bemerkung gestattet: Beziehen wir den Begriff „Hypervolämie" auf das errechnete Sollvolumen eines Patienten, kommt ihm bei einem Kreislaufgesunden ohne oder nach kurzdauernder Hypovolämie eine andere Bedeutung zu als bei einem Patienten nach durchgemachter längerer Schockphase, bei einem Herzkranken oder beim septischen Zustandsbild. Das zirkulierende Blutvolumen eines Patienten ist dann als adäquat zu bezeichnen, wenn es eine ausreichende Gewebsperfusion garantiert. Eine derartige adäquate Volumenmenge entspricht demnach nicht immer dem errechneten Sollwert. Es erscheint uns sinnvoll, dem Vorschlag von WOLFF [24—26], ENDERLIN [8] und GIGON [11, 12] entsprechend, vom individuellen Bedarfsvolumen zu sprechen. Entsprechend diesem Bedarfsvolumen wurden früher blutige, heute unblutige Aderlässe bei der Herzinsuffizienz vorgenommen, wird nach län-

gerdauernden hypovolämischen Schockphasen und beim septischen Zustands-
bild bewußt und kontrolliert eine Expansion des Blutvolumens angestrebt.
Die einfachen Kreislaufgrößen, insbesondere Schockindex und zentraler
Venendruck, erweisen sich dabei als bedeutungsvolle Hilfsmittel, wenn ihre
Werte kontinuierlich erhoben werden.

Literatur

1. Borst, H. G.: Neuzeitliche Schocktherapie. Chirurg 38, 104 (1967).
2. Boruchow, I. B., Vaugh, H.: Central venous pressure monitoring. Rev. Surg. 24, 163 (1967).
3. Burri, C.: Der zentrale Venendruck. St. Gallen: Hausmann 1969.
4. — Allgöwer, M.: Klinische Erfahrungen mit der Messung des ZVD. Schweiz. med. Wschr. 97, 1414 (1967).
5. Cohn, J. N., Luria, M. H.: Studies in clinical shock and hypotension. — The value of bedside hemodynamic observation. J. Amer. med. Ass. 190, 891 (1964).
6. — Myocardial infarction shock resisted. Amer. Heart J. 74, 1 (1967).
7. Eastridge, C. E., Hughes, F. A.: Central venous pressure monitoring. A useful aid in the management of shock. Amer. J. Surg. 114, 648 (1967).
8. Enderlin, F., Gigon, J. P., Wolff, J. P., Schultheis, H. R.: Zur Dosierung von Transfusionen bei Kreislaufversagen. Bibl. haemat. (Basel) 27, 297 (1967).
9. Feurstein, V.: Grundlagen und Ergebnisse der Venendruckmessung zur Prüfung des zirkulierenden Blutvolumens. Anaesth. u. Wiederbel. 7. Berlin-Heidelberg-New York: Springer 1965.
10. Friedmann, E. F.: Central venous pressure and direct serial measurements as guides in blood volume replacement. Lancet 1966 I, 609.
11. Gigon, J. P., Wolff, G., Enderlin, F.: Schockbehandlung mit Isoproterenol. Schweiz. med. Wschr. 96, 597 (1966).
12. — Enderlin, F., Wolff, G.: Anwendung von Vasopressoren in der Schocktherapie unter Berücksichtigung des Säure-Basen-Haushaltes. Langenbecks Arch. klin. Chir. 312, 116 (1965).
13. Gruber, U. F.: Blutersatz. Berlin-Heidelberg-New York: Springer 1968.
14. Horisberger, B.: Die Bedeutung der kontinuierlichen Überwachung des zentralen Venendruckes bei labilen Kreislaufverhältnissen. Helv. chir. Acta 33, 9 (1966).
15. Jones, R. R.: Venous pressure in general anaesthesia. Anesth. Analg. Curr. Res. 42, 470 (1963).
16. Landis, E. M., Hortenstine, J. C.: Functional significance of venous blood pressure. Physiol. Rev. 30, 1 (1950).
17. Longerbeam, J. K.: Central venous pressure monitoring. Amer. J. Surg. 110, 220 (1965).
18. Nager, F., Steinbrunn, W.: Therapie des cardiogenen Schockes nach Herzinfarkt. Schweiz. med. Wschr. 97, 389 (1967).
19. Scholz, H., Gruber, U. F.: Unveröffentlichte Resultate.
20. Sykes, M. K.: Venous pressure as a clinical indication of adequacy of transfusion. Ann. roy. Coll. Surg. Engl. 33, 185 (1963).
21. Wallace, J., Sharpey-Shafer, E. P.: Blood changes following controlled hemorrhage in man. Lancet 1941 I, 393.
22. Weil, M. H.: Pers. Mitteilung.
23. Wilson, J. N., Owens, J. C.: Continuous monitoring of venous pressure in optimal blood volume maintenance. Surg. Forum XII, 94 (1961).

24. Wolff, G., Gigon, J. P., Enderlin, F.: Blutfluß und Bedarfsvolumen im Schock. Méd. et Hyg. 23, 660 (1965).
25. — — — Über die Wirkung von Vasopressoren und Volumenzufuhr auf die nach Blutdruckabfall eingeschränkte Nierenfunktion. Langenbecks Arch. klin. Chir. 312, 103 (1966).
26. — — — Schocktherapie mit Vasodilatantien und/oder Vasokonstriktoren. Helv. chir. Acta 34, 26 (1967).

G. Die einfachen Kreislaufgrößen beim septischen Zustandsbild

I. Übersicht aus der Literatur

Eine relativ häufige Komplikation beim chirurgischen Patienten ist der Infekt. In den meisten Fällen gelingt es, durch einfache operative Maßnahmen wie Incision, Débridement, Spülung und Drainage einen lokalen Herd zu sanieren. Bakterielle Entzündungen der Atemwege klingen unter gezielter antibiotischer Therapie in Verbindung mit physikalischen Maßnahmen meistens ab. In gewissen Fällen, insbesondere bei ungenügender Überwachung eines Patienten oder im postoperativen Verlauf nach Eingriffen am Darmtrakt mit Nahtinsuffizienz, kommt es jedoch zu septischen Zustandsbildern. Beim heutigen Stand der medizinischen Diagnostik und Therapie wird das Entstehen einer Sepsis nach Enderlin [7] durch verschiedene Faktoren wie geriatrisches Krankengut, vorbestehende System- oder Organschäden, langdauernde Operationen, den Hospitalismus und Immunsuppression begünstigt.

Die Ursachen einer Sepsis sind entsprechend der operativen Disziplin verschieden: Beim Gynäkologen stehen die septischen Aborte, beim Urologen die Harnwegsinfekte und beim Allgemeinchirurgen Peritonitiden bei Darmperforation oder Nahtinsuffizienz im Vordergrund. Im Krankengut der chirurgischen Universitätsklinik Basel waren in $^3/_4$ der Sepsisfälle im Zeitraum 1967—1968 Peritonitiden nach Darmperforation Ausgangspunkt des septischen Geschehens. Tritt ein septischer Schock auf, wird die Prognose sehr ernst, die Sterblichkeit liegt weit über 50% (Jakob [10], Spittel [18], Spink [17], McCabe [5]), in der Zusammenstellung von Enderlin [7] unter Berücksichtigung der Resultate von Altemeier [3] und Wilson [20] bei 80%. Beim septischen Schock, insbesondere wenn er durch gramnegative Keime verursacht ist, handelt es sich um einen humoral ausgelösten, mit schweren Störungen der Hämodynamik und der Hämostase einhergehenden progressiven pathologischen Vorgang, der sich als exzessive Zirkulationsstörung der terminalen Strombahn mit Versagen der Mikrozirkulation äußert (Ahnefeld [1]). Der schwere Verlauf und die ungünstige Prognose des septischen Schocks verlangen ein frühzeitiges Erkennen und sofortiges und intensives therapeutisches Vorgehen. Die Frühsymptomatik des septischen Schocks ist diskret und unspezifisch. Nach AHNEFELD [1] erscheint eine frühzeitige Diagnose nur möglich, wenn die Empfehlung LILLEHEIs [14] befolgt wird: Bei jedem Patienten, bei dem aus nicht ersichtlichen und klar definierbaren Gründen die Symptome Tachypnoe, Unruhe, Blässe und Kälte der Akren sowie eine Tachykardie auftreten, wird die Diagnose gramnegativer Schock gestellt und die entsprechende Therapie eingeleitet. Anhand der weiteren klinischen Symptomatologie und der Laborergebnisse (Bakteriologie) wird die Diagnose erhärtet oder eine andere Ursache für die beschriebene Symptomatik festgestellt. Die Hyperventilation mit respiratorischer Alkalose wird von McLEAN [13] und SIMMONS [16] als wichtiges Frühsymptom des septischen Geschehens dargestellt. Ein bedeutungsvolles Kriterium stellt das zirkulierende Blutvolumen beim infektiös-toxischen Krankheitsbild dar: McLEAN [12] findet beim normovolämischen Patienten im Frühstadium neben der erwähnten Hyperventilation mit respiratorischer Alkalose, Hypotension, Oligurie, im Gegensatz zu LILLEHEI [14] warme trockene Extremitäten bei hohem Venendruck, hohem Herzindex und niedrigem peripherem Widerstand. Prognostische Bedeutung erlangen nach diesem Autor der zentrale Venendruck und Blut-pH. Beim gramnegativen Schock findet sich die folgende Ausgangssituation:

1. Verminderung des venösen Rückflusses infolge peripherer Vasodilatation (McLEAN [12]). Ungünstig wirkt sich dabei eine präexistente Hypovolämie auf das venöse Angebot aus. Im septischen Schock ist das Sollvolumen eines Patienten zur Aufrechterhaltung einer adäquaten Mikrozirkulation oft nicht genügend. Das Bedarfsvolumen liegt in einer solchen Situation rund 25% über dem normalen Sollvolumen (WOLFF [21], ENDERLIN [6]).

2. Widerstandserhöhung im Lungenkreislauf (BLEYL [4], AHNEFELD [1]) mit der drohenden Gefahr des Rechtsherzversagens. Der zentrale Venendruck muß demnach erhöht sein (McLEAN [13]).

3. Die Ausschüttung von Catechinaminen ist erhöht, es kommt in der Folge zu einer Vasoconstriction im Hoch- und Niederdrucksystem (AHNEFELD [1]).

4. Durch Thrombocytenaggregation entstehen Störungen der Mikrozirkulation (GELIN [8], BLEYL [4]). Als klinisches Substrat erscheint die Thrombocytopenie. Eine disseminierte intravasale Gerinnung bewirkt im progressiven Verlauf der Krankheit einen Hämostasedefekt.

5. Die Funktion des reticuloendothelialen Systems ist eingeschränkt.

6. Es besteht eine geringe arterio-venöse Sauerstoffdifferenz als Zeichen der schlechten Sauerstoffausnützung.

Keine dieser Veränderungen ist pathognomonisch für den septischen Schock, pathognomonisch sind höchstens Vielzahl und Kombination der beschriebenen Veränderungen.

In den erwähnten Ausführungen aus der Literatur kommt zum Ausdruck, daß die Veränderungen der einfachen Kreislaufgrößen bei Sepsis von verschiedenen Autoren in diagnostischer und prognostischer Hinsicht unterschiedlich beurteilt werden: LILLEHEI [14] stellt die Tachykardie in den Vordergrund, McLEAN [12] die Hypotension, nach SIEGEL [15] und McLEAN [12] kommt dem zentralen Venendruck eine wichtige Bedeutung zu. ENDERLIN, LEUTENEGGER, BURRI u. GIGON [7] berücksichtigen alle einfachen Kreislaufgrößen. Diese unterschiedlichen Auffassungen über die diagnostisch wichtigen Faktoren dürften zum Teil auf die Verschiedenartigkeit des „septischen Geschehens" zurückzuführen sein. Der Ausdruck septischer Schock erscheint uns zu allgemein, das infektiös-toxische Bild kann entsprechend der Vorgeschichte, der verursachenden Erreger, der Eintrittspforte sowie der individuellen spezifischen und unspezifischen Resistenz unterschiedliche Symptome und verschiedenartige Reaktionen von Organismus und Kreislauf bedingen. Elf von HOPKINS [9] beobachtete Patienten zeigten im septischen Schock eine zirkulierende Blutmenge von 130%, einen systolischen Druck um 80 mm Hg und einen durchschnittlichen ZVD von 15,5 cm Wassersäule.

II. Eigene Ergebnisse

Wir haben bei 30 Patienten in verschiedenen Stadien eines infektiös-toxischen Geschehens, die unsere Bedingungen zur Diagnose eines septischen Schocks erfüllen, das zirkulierende Blutvolumen bestimmt und in Zusammenhang mit den einfachen Kreislaufgrößen gebracht. Entsprechend der gemessenen Blutmenge teilen wir unser Patientengut in 3 Gruppen auf (Tabelle 35):

Tabelle 35. *Resultattabelle der einfachen Kreislaufgrößen bei 30 septischen Patienten*

	n	BV x	BV s	RR x	RR s	Puls x	Puls s	SI x	SI s	ZVD x	ZVD s
„Hypovolämie"	5	−25	11	93	25	131	15	1,4	1,3	1,3	3,1
„Normovolämie"	18	±		94	12	124	19	1,3	1,2	2,1	1,9
„Hypervolämie"	7	+24	6	84	17	104	22	1,2	1,3	11,7	6,5
F					0,9		3,9		0,8		13,9
2 P					N.S.		0,05		N.S.		0,01

n = Anzahl Patienten; x = arithmetisches Mittel; s = Standardabweichungen der Einzelwerte; 2 P = Signifikanz.

Die erste Gruppe (I) umfaßt 5 Patienten mit einem gegenüber dem normalen Sollwert um durchschnittlich 25 ± 11% erniedrigten Blutvolumen. Der mittlere systolische Blutdruck beträgt 93 ± 25 mm Hg, wobei nur ein

Patient mit 125 einen deutlich über 100 mm Hg liegenden Wert aufweist. Die mittlere Herzfrequenz liegt bei 131 ± 15 Schläge in der Minute, alle Patienten zeigen einen Puls über 110/min. Der Schockindex ist mit $1,4 \pm 1,3$ massiv erhöht, der tiefste Wert liegt bei 1,10, der höchste bei 2,05. Nur einer der 5 Patienten weist einen ZVD im Bereiche der Norm auf, die übrigen 4 einen erniedrigten, der Gruppendurchschnitt liegt bei $+1,3 \pm 3,1$ cm H_2O.

Die Gruppe II umfaßt 18 Patienten mit von ihren Sollvolumina weniger als $\pm 10\%$ abweichenden gemessenen Blutmengen. Bei diesen Kranken messen wir systolische Werte von 94 ± 12 mm Hg, bei 3 Patienten zwischen 110 und 120 mm Hg. Die Berechnung des Schockindex ergibt einen Mittelwert von $1,3 \pm 1,2$, der niedrigste SI liegt bei 1,09, der höchste bei 1,76. Der mittlere zentrale Venendruck beträgt $2,1 \pm 1,9$ cm Wasser, die meisten Werte liegen an der unteren Grenze der Norm, keiner ist negativ.

Bei der Gruppe III (7 Patienten) können wir eine durchschnittliche Hypervolämie von $24 \pm 6\%$ feststellen. Es finden sich dabei systolische Werte von 84 ± 17 mm Hg, ein einziger Patient erreicht einen Druck über 100 mm Hg (105 mm Hg). Die durchschnittliche Herzfrequenz beträgt 104 ± 22 Schläge in der Minute, 3 der 7 Kranken zeigen Werte unter 100/min. Entsprechend den Werten von systolischem Druck und Puls liegt der Schockindex bei $1,2 \pm 1,3$ und der ZVD bei $11,7 \pm 6,5$ cm Wasser. Der tiefste SI beträgt 0,95, der höchste 1,98, nur ein Patient zeigt einen niedrigen ZVD, der höchste Wert beträgt 19 cm.

Die statistische Auswertung (Tabelle 35) mittels der Varianzanalyse (F-Test) ergibt in bezug auf Blutdruck und Schockindex keine signifikanten Unterschiede zwischen den einzelnen Gruppen. Der Puls ist mit einem F von 3,9 in Abhängigkeit der zirkulierenden Blutmenge signifikant verschieden ($2P < 0,05$), ebenso der ZVD mit einem F von 13,9 ($2P < 0,01$).

In dieser Zusammenstellung, die unter Aufteilung von 30 Patienten in 3 Gruppen das Verhalten der einfachen Kreislaufgrößen in Abhängigkeit von Blutvolumen erfaßt, besteht ein gesicherter Zusammenhang zwischen zirkulierender Blutmenge und Herzfrequenz sowie zentralem Venendruck. Es ist dabei zu betonen, daß die unterschiedlichen Volumenverhältnisse verschiedenen Stadien des infektiös-toxischen Geschehens und der entsprechenden Volumentherapie darstellen. Die Patienten der Gruppe III weisen eine beabsichtigte Expansion der zirkulierenden Blutmenge auf, sie befinden sich demnach gegenüber den Patienten der Gruppen I und II in einer bereits therapeutisch beeinflußten Phase des Krankheitsgeschehens.

Die verschiedenen Blutvolumina sind jedoch in unserer Zusammenstellung nicht die einzigen Variablen. Entsprechend dem Stadium des Schockgeschehens stehen die Kranken ungleichmäßig verteilt unter verschiedenen Medikamenten: Von der 1. Gruppe hatte ein Patient bereits Digitalis, deren zwei eine erste pharmakologisch wirksame Dosis von Corticosteroiden bekommen. Von der 2. Gruppe stehen 5 Kranke unter Digitalis, 7 unter Corticoidtherapie. Von den 7 Patienten der „hypervolämischen Gruppe" stehen alle unter Herzglykosiden, 5 unter Cortison und 2 unter vasoaktiver Medikation. Weitere Unterschiede in der Therapie liegen in der Anwendung von Antibiotica, Bicarbonatlösung, Trispuffer, Anticoagulantien, Sauerstoff usw. Die Verschiedenartigkeit der Medikation oder die beim septischen Schock notwendige Polypragmasie in unterschiedlichem Ausmaß verbieten es uns, aus der aufgeführten statistischen Auswertung allgemein bindende Schlüsse zu ziehen. Immerhin kann gesagt werden, daß sowohl arterieller Blutdruck wie Schockindex (trotz abfallender Tendenz der Herzfrequenz) bei „normalem" und „expandiertem" intravasalem Volumen in den Gruppen II und III das Fortbestehen der äußerst prekären Kreislaufsituation zum Ausdruck bringen. Diese Aussage wird durch die Tatsache unterstrichen, daß 5 Patienten der Gruppe III und 12 der Gruppe II an den Folgen dieses Krankheitsgeschehens verstarben.

An erster Stelle des Vorgehens beim infektiös-toxischen Geschehen steht die möglichst gezielte antibiotische Therapie, die unmittelbar nach Entnahme von Abstrichen aus einem zugänglichen Herd und Blutproben zur bakteriologischen Untersuchung einsetzt.

Gleichzeitig muß nach AHNEFELD [1] versucht werden, die disseminierte intravasale Gerinnung in ihrem Ausmaß zu begrenzen, die Mikrozirkulation zu verbessern, die möglicherweise vorhandene Vasoconstriction zu beseitigen und die Flüssigkeitszufuhr dem im Vergleich zum Sollvolumen beträchtlich erhöhten Bedarfsvolumen anzupassen, um einen Erhaltungsstoffwechsel zu sichern. LASCH [11] empfiehlt deshalb die Verabreichung von Heparin in Kombination mit Rheomacrodex und Plasmaeiweißlösungen. Die rasch auf die Initialphase einsetzende metabolische Acidose läßt sich durch alkalisierende Lösungen, aber auch durch eine Verbesserung der Gewebeperfusion, der Nieren- (Mannit) und Lungenfunktion (Beatmung) beeinflussen. Als weitere Maßnahme kommen die Verabreichung von Herzglykosiden, Corticosteroiden in pharmakologischen Dosen und vasoaktiven Substanzen in den Therapieplan. Unter Berücksichtigung dieser Tatsache scheint es angezeigt, die von der Volumensituation abgeleitete Gruppenzusammenstellung durch die Darstellung von Einzelfällen zu ergänzen, die eine Möglichkeit zur Beurteilung der einfachen Kreislaufgrößen in Abhängigkeit vom „Gesamtzustand" des Patienten bieten:

Fall 1. R. E., 79jährig.

Der Patient kommt in desperatem Zustand mit diffuser Peritonitis zur Aufnahme. Um 17 Uhr werden bei unmeßbarem Blutdruck 132 Pulsschläge/min gemessen, der ZVD liegt bei 0 cm Wassersäule, die Urinausscheidung sistiert bei kalten Akren. Es werden bis 21 Uhr 750 ml Plasma, 0,8 mg Cedilanid und Chemotherapeutica verabreicht, was einen systolischen Druck von 55 mm Hg bewirkt. Die Herzfrequenz steigt auf 156/min, der SI beträgt demnach um 3, der ZVD 3 cm

Wasser. Weitere 750 ml Plasma in 4 Std bringen einen Blutdruck um 100 mm Hg, einen Puls von 160 (SI = 1,6) und einen ZVD von 7 cm, die Urinproduktion setzt ein. Die zu diesem Zeitpunkt erfolgte abdominale Revision ergibt eine eitrige Peritonitis bei Sigmaperforation (E. coli). Die Bauchhöhle wird mit Nebacetin-Lösung gespült und ausgiebig drainiert. Nach weiteren 0,8 mg Cedilanid steigert sich die stündliche Urinmenge auf normale Werte, der systolische Druck liegt weiterhin bei 100 mm Hg, der Puls um 132 (SI = 1,3), der ZVD sinkt wieder ab (—1 cm). Die Rekompensation des Herzens erlaubt eine zusätzliche Plasmazufuhr von 1000 ml über 6 Std. Unter diesen Maßnahmen erreichen die Kreislaufgrößen den Normbereich und stabilisieren sich.

Epikrise. Antibiotica, Volumenzufuhr, Herzglykoside und das chirurgische Angehen der Peritonitis waren in diesem Fall ausreichend, um den 79jährigen Patienten aus der Gefahrenzone des septischen Schocks zu bringen.

Fall 2. B. H., 57jährig.

Der Patient wird uns wegen paralytischem Ileus und Anurie am 6. Tage nach Hemicolektomie zugewiesen. Er ist benommen, das Abdomen aufgetrieben, mit massiver Druckdolenz und Abwehrspannung. Darmgeräusche fehlen. Der Blutdruck beträgt 75/40 bei einem Puls von 136/min, einem Schockindex von 1,8 und einem ZVD von 4 cm Wasser. Die Temperatur liegt bei 39,6, eine Urinausscheidung fehlt. Durch den eingelegten Cava-Katheter erhält der Kranke innerhalb 2 Std 1000 ml Plasma und 1000 ml Mischinfusion, zudem im Dauertropf 20 Mill. E Penicillin und 1 g Streptomycin für 24 Std. Die Blutvolumenbestimmung hat zu Beginn der Volumenzufuhr ein Defizit von 10% des Sollvolumens ergeben. 2 Std später findet sich ein systolischer Druck von 90 mm Hg, eine Herzfrequenz von 140/min, ein SI um 1,5 und ein rasch auf 15 cm Wasser angestiegener ZVD. Die operative Revision fördert mehrere Liter stinkenden Coli-Eiters zu Tage. Eine weitere Plasmazufuhr bringt kaum Veränderungen von Blutdruck, Puls und Schockindex, während der ZVD auf 20 cm ansteigt. Die rasche Sättigung mit Digitalis läßt den systolischen Druck auf Werte über 100 mm Hg ansteigen, den Puls auf 112/min bei einem Schockindex um 1,0 und den ZVD auf 10 cm Wasser absinken. In der Folge setzt die Urinausscheidung ein, die Kreislaufgrößen stabilisieren sich im Normbereich und der Patient erholt sich.

Epikrise. Die Volumenzufuhr verändert systolischen Druck und den Schockindex kaum, der Puls fällt ab und der ZVD steigt über die Norm hinaus an. In dieser Situation wird die Ursache des Schockzustandes chirurgisch angegangen und der Patient digitalisiert, worauf er sich unter Normalisierung aller einfachen Kreislaufgrößen erholt.

Fall 3. T. G., 39jährig.

Bei dieser Patientin kommt es am ersten postoperativen Tag nach Cholecystektomie wegen einfacher Lithiasis zu einer bakteriologisch verifizierten Klebsiella-Sepsis. Um 20 Uhr liegt der systolische Druck bei 100 mm Hg, der Puls steigt auf 132/min, die Temperatur auf 39,8°, die Patientin wird benommen. Atmung und Urinausscheidung sind ungenügend. Unter 500 ml PPL, 2000 ml Mischinfusion und Sauerstoffzufuhr fallen Blutdruck auf 75 mm Hg, der Puls auf 120/min, der jetzt bestimmte ZVD beträgt 8 cm. Unter weiterer Zufuhr von 1000 ml Plasma und der Verabreichung von Chemotherapie sowie 1 g Hydrocortison i. v. sinkt der Druck weiter auf 55 mm Hg, der Puls bleibt unverändert, der ZVD steigt auf 23 cm Wasser. Herzglykoside scheinen ohne Wirkung auf den extrem kritischen Zustand. Die Blutvolumenbestimmung ergibt bei der peripher warmen Patientin eine „Hypervolämie" von annähernd 40%. Unter Arterenol steigt der Blutdruck auf 80 mm, der Puls fällt auf 100/min, der ZVD auf 16 cm. Im Verlaufe des folgenden Tages werden unter fortdauernder Arterenolgabe normale Kreislaufwerte erreicht, die sich stabilisieren, so daß das Medikament abgesetzt werden kann. Die Patientin erholt sich vollständig.

Epikrise. Bei diesem Falle waren Volumenexpansion, Antibiotica, Digitalis, Cortison zur Restitution ungenügend. Arterenol vermochte schließlich den Schockzustand bei Klebsiella-Sepsis zu beheben.

Fall 4. E. H., 56jährig.

Dieser Patient zeigt 5 Tage nach einer Unterlappenresektion morgens um 8 Uhr einen Blutdruck von 90 mm Hg, bei einem Puls von 140 und einer Respiration von 33/min bei einem ZVD von 4 cm Wasser und hoher Körpertemperatur. Die Diagnose einer Bronchusstumpfinsuffizienz wird gestellt und operativ vorgegangen: Bei der Revision findet sich ein massives Pleuraempyem bei Bronchusstumpfinsuffizienz. Unmittelbar vor Narkosebeginn liegt der systolische Druck um 105 mm, die Tachykardie bleibt unter Cedilanid unverändert, die Respiration liegt bei einer Frequenz von 40 und wird pressend, der ZVD steigt auf 14 cm Wasser. Postoperativ messen wir einen Blutdruck von 80 mm Hg, einen Puls von 126 bei einem ZVD von 20,5 und einem Volumenüberschuß von 30%. Der Kranke wird benommen, die Peripherie ist kalt. Unter Isoproterenol (4 γ/min) steigt der Druck auf 130 mm Hg, der ZVD sinkt auf 12 cm, der Schockindex auf 1,0. 3 Std später liegt der systolische Druck auf 100 mm Hg, der Puls sinkt weiter auf 116/min, der ZVD auf 8,5 cm bei warmer Peripherie. Der Patient erholt sich aus dem septischen Zustandsbild. Er stirbt aber einige Tage später an einer neu auftretenden respiratorischen Insuffizienz. Bakteriologisch wurden Pseudomonas und Proteus gezüchtet.

Epikrise. Unter Volumenzufuhr und Cedilanid, trotz chirurgischer Behandlung der Bronchusstumpfinsuffizienz bleibt der septische Schockzustand bestehen, es entwickelt sich bei ausgeprägter peripherer Vasoconstriction eine Rechtsherzüberlastung mit einem ZVD von über 20 cm Wasser, die sich unter Isoproterenol als reversibel erweist.

Fall 5. P. L., 44jährig.

Nach einem septischen Abort wird uns diese Patientin wegen ungenügender Urinausscheidung zugewiesen. Bakteriologisch können sowohl im Vaginalabstrich wie im Sputum E. coli nachgewiesen werden. Beim Eintritt messen wir einen Blutdruck von 80/40 mm Hg, der Puls liegt bei 112/min, die Patientin ist anurisch, ihre Peripherie kühl und feucht. In 1 Std erhält sie, während weitere Untersuchungen laufen, 750 ml PPL, die Chemotherapie setzt mit Chloromycetin in Kombination mit Erythromycin ein. Der systolische Druck hält sich mit 85 mm Hg praktisch unverändert, der Puls sinkt auf 88/min, der ZVD steigt von 3 auf 13 cm Wasser. Es werden Cedilanid und 2 mg Aldocorten (im Dauertropf), anschließend 500 ml Plasma und 1 Blutkonserve zugeführt, ohne Einfluß auf den Blutdruck. Der Puls steigt wieder auf Werte über 100/min (SI = 1,2), der ZVD auf 14,5 cm Wasser, die Peripherie wird warm. Die metabolische Acidose wird mit 125 ml 8,4% Natriumbicarbonat-Lösung korrigiert und gleichzeitig 12 γ/min Arterenol verabreicht. Die Volumenmessung ergibt gegenüber dem Sollwert einen Überschuß von 60% (!). In den folgenden 5 Std normalisieren sich die einfachen Kreislaufgrößen praktisch vollständig, die Urinausscheidung setzt ein und die Patientin erholt sich und kann schließlich geheilt entlassen werden.

Epikrise. Unter Erstellung eines Bedarfsvolumens, das in diesem Falle eines Endotoxinschocks bei 60% über dem errechneten Sollwert zu liegen scheint, Chloromycin in Kombination mit Erythromycin, Aldocorten und Cedilanid wird die

Peripherie warm, der RR bleibt unverändert, der ZVD steigt über die Norm hinaus an. Arterenol in Kombination mit Korrektur der Acidose bringen die Kreislaufgrößen in den Normbereich und die Urinausscheidung in Gang. Neben der Verbesserung der metabolischen Lage scheint in diesem Falle der positiven inotropen Wirkung von Arterenol eine ausschlaggebende Bedeutung zuzukommen.

Fall 6. B. H., 63jährig.

Diese Kranke kommt nach einer Kardiaresektion infolge Anastomoseninsuffizienz in ein septisches Zustandsbild mit peritonitischen Zeichen. Mittags werden ein systolischer Druck von 100 mm Hg bei Pulszahlen um 140/min (SI = 1,4), ZVD 0,5 cm gemessen. Zu unserer Überraschung zeigt die bereits unter Cedilanid und Antibiotica stehende, anurische Frau einen Volumenüberschuß von annähernd 20% (ZVD!). Unter der Annahme einer falschen Volumenmessung oder das Bedarfsvolumen liege in diesem Falle noch höher, erhält die Patientin weitere 1250 ml Plasma. Der Druck bleibt nach der abdominalen Revision mit ausgiebiger Drainage bis um 20 Uhr auf 100 mm Hg, der Puls sinkt auf 110 (SI = 1,1), der ZVD steigt auf 3 cm. Trotz fortgesetzter Volumenzufuhr und weiterer therapeutischer Maßnahmen (kardiale Therapie, Birdbeatmung, Colimycin usw.) sinkt der systolische Blutdruck nun rapid ab, der Puls steigt auf 162/min, der ZVD bleibt bis zum Exitus auf 2—3 cm Wasser (3 Std später). Bakteriologisch konnten sowohl im abdominalen Abstrich wie im Sputum E. coli und Klebsiella nachgewiesen werden.

Epikrise. Im septischen Zustand erwies sich das Bedarfsvolumen größer als 20% über dem errechneten Sollwert der Patientin, die bereits unter antibiotischer und kardialer Therapie stand. Obwohl weitere massive Plasmazufuhr zu einer Verbesserung der Kreislaufsituation führt, die eine operative Revision gestattet, stirbt die Frau an einem Versagen der peripheren Zirkulation bei einem ZVD von 2,5 cm (low output failure). Bei der Autopsie fand sich eine massive Peritonitis mit septischer Streuung, keine Zeichen einer kardialen Insuffizienz.

III. Schlußfolgerungen

Im septischen Schock geht die durch eine Vielzahl unspezifischer Symptome gezeichnete Frühphase oft sehr rasch in eine lebensgefährliche Situation über. Anhand einer Serienuntersuchung mit statistischer Auswertung können wir zeigen, daß die Erstellung des Bedarfsvolumens, das um 30% über dem normalen Sollwert liegt, eine signifikante Verlangsamung der Herzfrequenz (2 $P < 0,05$) und einen signifikanten Anstieg des zentralen Venendruckes (2 $P < 0,01$) bewirkt, den arteriellen Blutdruck und den Schockindex unbeeinflußt lassen. Herzfrequenz und vor allem der zentrale Venendruck passen sich demnach beim septischen Schock der Volumensituation an. Die hohen Venendruckwerte werden durch die Kombination Volumenexpansion mit beginnender Rechtsinsuffizienz bedingt. Der systolische Blutdruck und der Schockindex reagieren in unserer Auswertung nicht auf die unterschiedliche Volumenlage, sie deuten auf die trotz Volumenexpansion weiter bestehenbleibende kritische Kreislaufsituation und verlangen weitere therapeutische Maßnahmen. Anhand von 6 Einzelfällen konnte die Nützlichkeit der einfachen Kreislaufgrößen zur Beurteilung der Situation in verschiedenen Stadien des septischen Schocks gezeigt werden. Anhand dieser Fälle läßt sich auch zeigen, daß der septische Schock therapierefraktär in kurzer Zeit zum Exitus führen kann, daß er aber auch mit einer rasch angepaßten Stufenleiter medikamentöser Möglichkeiten in verschiedenen Phasen beeinflußt werden kann. Aus diesen Tatsachen folgern wir ähnlich AHNEFELD, DÖLP, HALMAGYI u. ARBENZ [1] einen Therapieplan: Bei Verdacht auf einen beginnenden septischen Schock wird entsprechend der bakteriologischen Diagnose unter Erstellung des individuellen Bedarfsvolumens mit rheologischer Verbesserung der Mikrozirkulation die Anwendung einer Antibiotica-Therapie und Corticosteroide in pharmakologischer Dosierung vorgenommen. Ein weiterer, praktisch immer notwendiger therapeutischer Schritt ist die Digitalisierung. Der zentrale Venendruck erweist sich gerade im septischtoxischen Zustand als bedeutendes Kriterium zur Beurteilung der Volumen-Herzleistungsfähigkeitskorrelation. Der rechte Ventrikel wird durch die bereits im Frühstadium einsetzende Vasoconstriction im Pulmonalkreislauf einer Überbelastung ausgesetzt, die er durch entzündliche (septische Herde) oder toxische Myokardschädigung in vermindertem Maße bewältigen kann. Der linke Ventrikel wird durch das ihm zur Verfügung stehende verminderte Blutangebot weniger betroffen, das Entstehen eines Lungenödems infolge Versagens des linken Herzens ist bei Fehlen einer Vorschädigung selten. Ein Lungenödem beim septischen Schock, insbesondere bei gramnegativer Genese ist nach BLEYL [4] meist toxisch (hyaline Membranen) bedingt. Die kontinuierliche Messung des zentralen Venendrucks ist demnach bei diesem Zustandsbild ein dringendes Gebot. Die Volumenzufuhr ist den ZVD-Werten anzupassen: Der ZVD verläuft unter Volumenzufuhr im septischen Zustand parabelförmig mit raschem Übergang vom flachen zum „senkrechten" Teil der Kurve (Abb. 33). Zu diesem Zeitpunkt ist das Bedarfsvolumen im Verhältnis zur Leistungsfähigkeit des Herzens mit Sicherheit erreicht, die Zufuhr muß gedrosselt werden und bei noch unvollständiger Wiederherstellung von Kreislauf (RR, SI) und Mikrozirkulation andere therapeutische Wege eingeschlagen werden. Zu diesem Zeitpunkt sehen wir in der raschen Sättigung mit Digitalis, wenn sie nicht bereits früher eingesetzt hat, eine absolute Indikation.

Die dauernde Überwachung der Respiration (Atmungsfrequenz, Blutgase) mit Aufrechterhaltung einer genügenden Oxygenation ist über den ganzen Verlauf eine Maßnahme von vitaler Bedeutung. Die Zufuhr von Sauerstoff, die assistierte oder automatische Beatmung kann notwendig werden. Als weiterer wichtiger Faktor erweist sich neben der hochdosierten Anwendung von Antibioticis die Korrektur einer metabolischen Acidose und/oder Elektrolytentgleisungen. Bringen die erwähnten Maßnahmen keine Restitution der Kreislaufgrößen, Urinausscheidung und klinische Erholung, kommen vasoaktive Substanzen zum Einsatz. Bei warmer Peripherie können

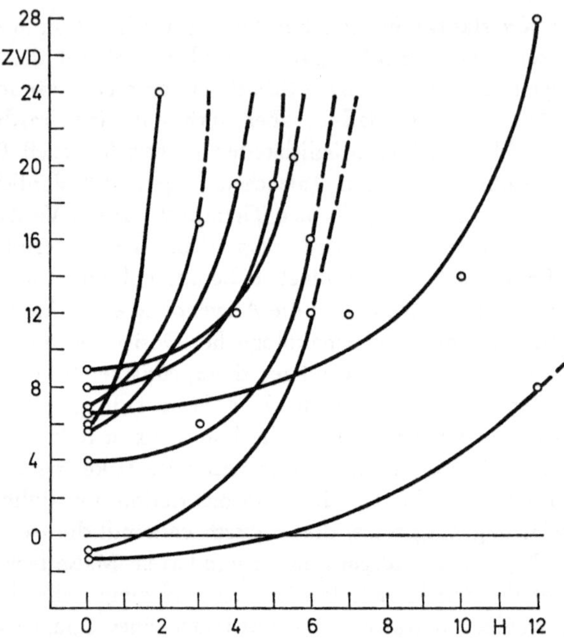

Abb. 33. ZVD-Reaktion unter Infusion von 750—1000 ml Kolloid in Abhängigkeit der Infusionsgeschwindigkeit bei 9 septischen Patienten. ○ gemessene Werte; — interpolierter Verlauf; - - - unter weiterer Zufuhr zu erwartender Verlauf

Adrenalin und verwandte Medikamente bei Vasoconstriction der β-Receptorenstimulator Isoproterenol verwendet werden. Durch die ausgeprägte „Herzwirkung" dieser Medikamente in Verbindung mit Vasoconstriction bei dilatierter und Vasodilatation bei konstringierter Peripherie kann der septische Zustand gelegentlich noch reversibel gestaltet werden.

Literatur

1. AHNEFELD, F. W., DÖLP, R., HALMAGYI, M., ARBENZ, G.: Die Intensivtherapie der akuten Elementargefährdung beim Endotoxinschock. Anaesth. u. Wiederbel. 50, 74 (1970). Berlin-Heidelberg-New York: Springer.
2. ALLGÖWER, M., GRUBER, U. F.: Schockpathogenese und ihre Differentialdiagnose. Chirurg 38, 97 (1967).
3. ALTEMEIER, W. A., TODD, I. C., INGE, W. W.: Gram-negative septicemia: A growing threat. Ann. Surg. 166, 530 (1967).
4. BLEYL, U.: Pathologie und Endotoxinschock. Anaesth. und Wiederbel. 50, 15 (1970). Berlin-Heidelberg-New York: Springer.
5. McCABE, W. R., JACKSON, G. G.: Gram-negative bacteriemia. Arch. intern. Med. 110, 847 (1962).

6. ENDERLIN, F., GIGON, J. P., WOLFF, G., SCHULTHEISS, H. R.: Zur Dosierung von Transfusionen bei Kreislaufversagen. Bibl. haemat. (Basel) **27**, 297 (1967).
7. — LEUTENEGGER, A., BURRI, C., GIGON, J. P.: Der Endotoxinschock in der Chirurgie. Anesth. u. Wiederbel. **50**, 60 (1970). Berlin-Heidelberg-New York: Springer.
8. GELIN, L. E.: Disturbance of the flow properties of blood and its counteraction in surgery. Acta chir. scand. **122**, 287 (1961).
9. HOPKINS, R. W., SABGA, G., PENN, I., SIMEONE, F. A.: Hemodynamic aspects of hemorrhagic and septic shock. J. Amer. med. Ass. **191**, 731 (1965).
10. JACOB, L.: Über die allgemeine Infektion durch Bacterium coli commune. Dtsch. Arch. klin. Med. **97**, 303 (1909).
11. LASCH, H. G.: Pathophysiologie des Endotoxinschocks. Med. Welt **31**, 1780 (1967).
12. McLEAN, L. D., MULLIGAN, W. G., McLEAN, A. P. H., DUFF, J. H.: Patterns of septic shock in man: A detailed study of 56 patients. Ann. Surg. **166**, 543 (1967).
13. — — — — Alkalosis in septic shock. Surgery **62**, 655 (1967).
14. LILLEHEI, R. C.: Hemodynamic changes in endotoxin shock. In: Shock and Hypotension. Ed.: L. C. MILLS. London: Grune and Stratton 1965.
15. SIEGEL, J. H., GREENSPAN, M., DEL GUERCIO, L. R. M.: Abnormal vascular tone, defective oxygen transport and myocardial failure in human septic shock. Ann. Surg. **165**, 504 (1967).
16. SIMMONS, D. H., NICOLOFF, J., GUZE, L. B.: Hyperventilation and respiratory alkalosis as signs of gram-negative bacteriemia. J. Amer. med. Ass. **174**, 2196 (1960).
17. SPINK, W. W.: The pathogenesis and management of shock due to infection. Arch. intern. Med. **106**, 433 (1960).
18. SPITTEL, J. A., MARTIN, W. J., NICHOLS, D. R.: Bacteremia owing to gram-negative bacilli: Experiences in the treatment of 137 patients in an 15-year period. Ann. intern. Med. **44**, 302 (1956).
19. WILSON, R. F., CHISCANO, A. D., QUADROS, E., TARVER, M.: Some observations on 132 patients with septic shock. Anaesth. Analg. Curr. Res. **46**, 751 (1967).
20. WILSON, R. R., KROME, R.: Factors affecting Prognosis in clinical shock. Ann. Surg. **169**, 93 (1969).
21. WOLFF, G., GIGON, J. P., ENDERLIN, F.: Schocktherapie mit Vasodilatantien und/oder Vasokonstriktoren. Helv. chir. Acta **34**, 26 (1967).

H. Die einfachen Kreislaufgrößen bei Verbrennungen

Das Ausmaß eines thermischen Gewebeschadens wird von den physikalischen Größen Temperatur und Einwirkungsdauer bestimmt. Die Natur der Wärmequelle ist dabei von sekundärer Bedeutung (ALLGÖWER [3]). Bei konstanter Außentemperatur treten in verschiedenen Tiefen des Gewebes unterschiedliche Bedingungen auf. An der Oberfläche wird die einwirkende Wärme sofort und dauernd wirksam, in den tieferen Schichten tritt entsprechend dem Abstand von der Hitzequelle und der Leitfähigkeit der Gewebe eine verzögerte und verminderte Wärmeentwicklung auf (PRICE [24], BURRI [10]). Beim Meerschweinchen entsteht durch Einwirkung von 60° während 60 sec eine Verbrennung zweiten Grades (LEACH [19]), bei

Kontakt eines auf 120° erhitzten Verbrennungsstempel sind beim Kaninchen nur mehr 5 sec notwendig, um zu einer tiefen Verbrennung der Haut zu führen (BURRI [12]). Dem Gewebetod geht, insbesondere in den tieferen Schichten, ein Stadium gestörter Funktion mit klinisch bedeutungsvollen Veränderungen der Blut- und Lymphzirkulation voraus. COPE u. MOORE [13], FOX u. BAER [16], SEVITT [26] und andere Autoren konnten mit verschiedenen Untersuchungsmethoden das Entstehen des Verbrennungs- ödems auf eine erhöhte Capillarpermeabilität zurückführen. Die Exsudation ins geschädigte Gewebe ist vor allem bei Verbrennungen zweiten Grades ausgeprägt, bei Verkohlungen beschränkt sie sich auf die Randbezirke. Ent- sprechend dem Ausmaß und Grad des thermischen Gewebeschadens erfolgt eine Verminderung des Plasmavolumens mit Hämokonzentration.

Bereits 1826 hatte BARADUC auf die Bluteindickung Verbrannter hin- gewiesen (ALLGÖWER [3]), UNDERHILL [27] erkannte als erster 1923 die Bedeutung des Blutvolumenverlustes im Verbrennungsschock. Die aus diesen Beobachtungen resultierende Schlußfolgerung, verbrannte Patienten mit Vo- lumen zu behandeln, bewirkte eine entscheidende Verbesserung der Pro- gnose. Weitere Erkenntnisse in der Pathophysiologie der Verbrennungs- krankheit brachten nach MOYER [22], BIRKE [8] und PHILLIPS [23] nur noch eine geringgradige Verminderung der Sterblichkeit. Seitdem die Flüs- sigkeitssubstitution im Ablauf der Behandlung an erster Stelle steht, über- leben selbst schwerste Verbrennungen die ersten 2—5 Tage (Schockphase) nach dem Trauma. Es ist aber bis heute noch nicht erwiesen, daß die Be- handlung der ersten 2 Tage ausreicht, um später manifest werdende Organ- schäden zu verhindern (AHNEFELD [1]). Wäre dies der Fall, müßten die meisten Todesfälle im Verlaufe der Verbrennungskrankheit auf die sekun- däre Infektion allein zurückgeführt werden. Mit AHNEFELD [1] sind wir jedoch der Ansicht, daß Therapiefehler in der Frühphase und das Entstehen toxischer Substanzen durch das thermische Trauma (ALLGÖWER [4—7], BURRI [10, 11]) zu Organschädigungen und Resistenzverminderungen füh- ren können, die eine sekundäre Infektion begünstigen und ihre Wirkung auf den Organismus verstärken.

I. Blutvolumen nach Verbrennung

Es gilt somit für die Schockphase als erstes, den Volumenverlust richtig einzuschätzen und mit einer möglichst idealen Ersatzflüssigkeit zu behan- deln. Die Einschätzung des Volumenverlustes nach den bekannten Formeln von EVANS [15] und ALLGÖWER [3] geben Anhaltspunkte für die Menge des benötigten Volumenersatzes und dessen Zusammensetzung. Die Volu- menersatztherapie richtet sich nach bestimmten Kriterien wie Hämatokrit, stündlicher Urinausscheidung, Elektrolyte usw. Das Verhalten der einfachen

Kreislaufgrößen zur Beurteilung der Schwere des Traumas und der Überwachung des Patienten soll hier kurz besprochen und ihre Aussagekraft beurteilt werden:

COPE u. MOORE [14] bestimmten 1947 mit der Farbstoffverdünnungsmethode (T 1824) den Volumenverlust nach Verbrennung und kamen zu dem Schluß, daß nach einer 30% Verbrennung der extracelluläre Raum um 10% vergrößert wird. Neuere Messungen mit ^{131}J wurden von AHNEFELD [1, 2] durchgeführt. Dieser Autor verglich verschiedene Methoden der Blutvolumenbestimmung (Evansblue, ^{51}Cr und ^{131}J) bei Verbrennungspatienten, wobei er keine signifikanten Unterschiede fand. Bei einer durchschnittlichen Ausdehnung der verbrannten Oberfläche um 25% betrug das Defizit nach 1 Std im Gruppenmittel 894 ml oder 18% der zirkulierenden Blutmenge, nach 2 Std 1268 ml, resp. 24,6% und nach 3 Std 1580 ml oder 29,7%. Auf Grund dieser Ergebnisse kann festgestellt werden, daß die Verminderung des zirkulierenden Volumens sofort nach dem thermischen Trauma einsetzt und in Abhängigkeit von Ausdehnung und Tiefe bereits nach 60 min kritische Werte erreichen kann. Wegen der Schockgefahr müßte demnach die Infusionstherapie innerhalb der 1. Std nach dem Unfall einsetzen. Eine ungenügende Zufuhr hält das bereits bei der Aufnahme vorhandene Defizit über Stunden gleich, kann aber ausreichen, um das Auftreten klinisch erkennbarer bedrohlicher Kreislaufsymptome zu verhindern. Es wird somit eine Stabilisierung des Kreislaufs vorgetäuscht, obwohl die als Folge der Hypovolämie ausgelösten körpereigenen Kompensationsmechanismen bestehen bleiben (AHNEFELD [1]). Eine Hypoxie der Gewebe kann auch bei geringen Volumendefiziten von 10—20% entstehen, wenn dieser Zustand längere Zeit bestehen bleibt (BULL [9]).

II. Die Herzfrequenz nach Verbrennung

Die eine Verbrennung größeren Ausmaßes begleitende Hypovolämie, der Schmerz, die psychische Belastung des Patienten und die bis auf das 30fache der Norm erhöhten Catechinaminwerte im Serum (LILLEHEI [20, 21], AHNEFELD [1]) lassen eine unmittelbar nach dem Trauma einsetzende, ausgeprägte Tachykardie erwarten. Die Patienten AHNEFELDS [1] zeigten 1 Std nach der Verbrennung eine Herzfrequenz von 96/min, nach 2 Std 110/min und nach 3 Std 116 Schläge/min (Gruppenmittelwerte).

Wir fanden bei 20 Patienten mit Verbrennungen 2. und 3. Grades von 40% (im Mittel), die praktisch alle innerhalb 1 Std nach dem Unfall zur Aufnahme kamen, eine Herzfrequenz um 80 Schläge in der Minute! Den langsamsten Puls von 60/min wies ein 42jähriger Mann mit Verbrennungen von 55% der Körperoberfläche auf, den schnellsten mit 104/min ein 39jähriger nach Verbrennung von 70%. Ein Zusammenhang zwischen Herz-

frequenz und Ausdehnung der Verbrennung läßt sich in unserem Krankengut nicht nachweisen. Die Herzfrequenz erweist sich demnach in der unmittelbar posttraumatischen Phase als ungünstiges Kriterium zur Beurteilung
des Volumenverlustes nach einem thermischen Trauma. Den Beobachtungen
AHNEFELDs [1] zufolge setzt bei Patienten, die nach dem Unfall zwei oder
mehr Stunden ohne Flüssigkeitssubstitution blieben, eine Tachykardie ein,
die im Mittel bei 110 Schläge/min liegt.

Die unmittelbar nach dem Spitaleintritt erfolgende Substitutionstherapie
hält nach unseren Erfahrungen den Puls während der ganzen „Schockphase"
von 48 Std unter 100/min. Im weiteren Verlaufe des Geschehens (Verbrennungskrankheit) beobachten wir bei den meisten Patienten zwischen dem
3. und 12. Tage nach dem Verbrennungstrauma ein Ansteigen der Herzfrequenz über 100, die mit einem gleichzeitigen Temperaturanstieg auftritt.
Diese Frequenzsteigerung ist demnach infektbedingt. Läßt sich die Infektion
durch gezielte antibiotische Therapie beherrschen, sinkt der Puls langsam
über Tage, manchmal sogar über Wochen ab. Bleiben unsere therapeutischen
Maßnahmen erfolglos, mündet das Krankheitsbild in einen septischen Zustand mit entsprechenden Veränderungen der Kreislaufgrößen (s. Kapitel
„Die einfachen Kreislaufgrößen im septischen Zustand"). Diese Entwicklung
führt in den meisten Fällen zum Tod des Patienten.

III. Der Blutdruck nach Verbrennung

Im Tierversuch finden wir am Kaninchen unter einer Verbrennung
3. Grades von 30% der Körperoberfläche folgende Blutdruckverhältnisse:
Der mittlere systolische Ausgangsdruck für 30 Tiere liegt bei 105 mm Hg.
Die intravenöse Verabreichung von Narconumal bewirkt einen Abfall auf
Werte um 60 mm Hg. Unter direkter Einwirkung von 250° C während
15 sec steigt der systolische Druck auf 80—90 mm Hg an. Während den
folgenden 4 Std bleiben die Druckverhältnisse praktisch unverändert. Nach
Ablauf dieser Zeitspanne kommt es bei den Tieren ohne Substitution zu
einem Blutdruckabfall auf 60—70 mm Hg und erst kurz vor dem Exitus
erfolgt ein weiteres kontinuierliches Absinken der systolischen Werte. Unter
Zufuhr von Dextran 70 hält sich der arterielle Druck auf den Ausgangswerten, während ungenügende Volumenzufuhr (Gelatinelösung) nach 4 Std
mit einer Blutdrucksenkung einhergeht (BURRI [11 a]).

RICHARDS u. COURNAND [25] konnten bereits 1943 zeigen, daß sich der
systolische Druck nach einer Verbrennung nicht verändert, der Mitteldruck
leicht ansteigt. AHNEFELD [1] fand nach Verbrennungen um 25% der Körperoberfläche systolische Blutdruckwerte zwischen 125 und 130 mm Hg im
Gruppenmittel, ohne Abhängigkeit von der Zeitspanne zwischen Unfall
und Spitaleintritt (1—3 Std).

Der systolische Mittelwert unserer Patienten liegt bei 128,50 ($\pm$ 12,28) mm Hg. In einem einzigen Fall mit einer Verätzung der Körperoberfläche von 80% kann eine Hypotonie von 85 mm Hg nachgewiesen werden, alle übrigen Patienten zeigen Blutdruckwerte über 100 mm Hg. 7 der 20 Fälle weisen einen systolischen Druck über dem Normbereich auf. Diese Beobachtung bestätigt den Eindruck AHNEFELDs, wonach hypertone Traumareaktionen im Sinne von GRANT u. REEVE [17] sowie von HOWARD [18] nach thermischer Schädigung häufig auftreten.

Die Volumensubstitution bringt kaum Veränderungen der an und für sich wenig vom Normbereich abweichenden Kreislaufgrößen. Bei Bestehen einer Hypotonie steigt der arterielle Blutdruck unter adäquater Zufuhr an, die hypertone Reaktion gleicht sich in den meisten Fällen innerhalb weniger Stunden aus.

Treten im Verlaufe der Verbrennungskrankheit infektiöse Komplikationen auf, kann der arterielle Blutdruck abfallen. Dieser Abfall ist bei septischen Zustandsbildern ausgeprägt.

IV. Schockindex nach Verbrennung

Die in den beiden vorangegangenen Abschnitten beschriebenen Veränderungen der Herzfrequenz und des systolischen Blutdrucks bestimmen das Verhalten des Schockindex nach thermischer Einwirkung auf den Organismus. Für unser Patientenkollektiv läßt sich ein SI von 0,60 errechnen. Dieser Wert, erhoben beim Spitaleintritt ungefähr 1 Std nach den schweren Traumen, läßt in keiner Weise auf die Gefahr der Situation schließen. Errechnen wir den Schockindex aus den Angaben von AHNEFELD [1], kommen wir zu folgenden Ergebnissen:

Patienten, die 1 Std nach dem Unfall mit einem Volumendefizit von 18% zur Aufnahme kommen, zeigen einen SI von 0,75. 2 Std nach der Verbrennung liegt der Wert bei einem Volumenverlust um 25% bei 0,86 und 3 Std nach dem Trauma bei 0,93. Der kritische Schockindex von $>$ 1,0 wird im Gruppenmittel innerhalb 3 Std nach einer Verbrennung von über 25% der Körperoberfläche nicht erreicht. Im weiteren Verlauf verändern sich die Verhältnisse kaum, ein signifikanter Anstieg des Schockindexes weist auf eine ernste Komplikation, meistens auf einen Infekt hin, der die weitere Prognose verschlechtert.

V. Zentraler Venendruck bei Verbrennung

Über das Verhalten des zentralen Venendruckes nach Verbrennung finden sich kaum Angaben in der Literatur. Immerhin stellten RICHARDS u.

COURNAND bereits 1943 nach Verbrennungen einen Abfall des rechten Vorhofdruckes auf ungefähr die Hälfte der Norm bei gleichzeitiger Zunahme des gesamten peripheren Widerstandes fest. Bei 7 Fällen mit Verbrennung 2. und 3. Grades zwischen 20 und 45% der Körperoberfläche erhalten wir einen Mittelwert von 1,28 cm Wasser. Der niedrigste ZVD lag bei 0, der höchste bei 3 cm H_2O.

Die Aussagekraft der einzelnen Kreislaufgrößen sei an einem klinischen Beispiel dargelegt:

Ein 30jähriger Mann erleidet anläßlich eines Explosionsunglückes Verbrennungen 2. und 3. Grades in einer Ausdehnung von 45% seiner Körperoberfläche. Bei Einlieferung 2 Std nach dem Unfall wird ein Blutdruck von 130/80 bei einem Puls von 84/min und einem ZVD von 0 gemessen. Auf die übliche Volumenzufuhr verändern sich Blutdruck und Puls nur unbedeutend, der Venendruck steigt auf +5 cm. Am folgenden Tag liegt der Blutdruck bei 110/80, der Puls bei 88/min, der ZVD ist wieder auf +1 cm abgesunken. Der Hämatokritanstieg auf 55 E bestätigt die ungenügende Flüssigkeitszufuhr, während die Urinausscheidung mit 35 ml/Std noch genügend war. Raschere Substitution stabilisiert den ZVD auf Werte um 5 cm Wasser.

In den ersten Stunden nach einem Verbrennungstrauma erfolgt in Abhängigkeit vom Ausmaß der Gewebeschädigung eine signifikante Verminderung der zirkulierenden Blutmenge. Im Gegensatz zur ausgeprägten Hypovolämie anderer Genese bleibt der systolische Druck im Normbereich oder steigt sogar im Sinne einer hypertonen Traumareaktion an, er erlangt demnach weder in diagnostischer (Volumenverlust) noch in therapeutischer (Volumenersatz) Hinsicht Bedeutung. Die Ursache dieses Verhaltens liegt in der Art des Traumas: Eine ausgedehnte Verbrennung setzt den Patienten einer extremen psychischen Belastung aus und bewirkt eine ausgeprägte Schmerzreaktion. Die Ausschüttung von Catechinaminen, die bis auf das 30fache der Norm gesteigert werden kann, verursacht eine maximale Vasoconstriction und damit eine extreme Erhöhung des peripheren Widerstandes. Durch diese Traumafolgen nimmt das venöse Angebot ab, der zentrale Venendruck ist erwartungsgemäß niedrig. Auf der anderen Seite würde man eine tachykarde Kreislaufreaktion erwarten, die jedoch, wohl infolge einer vagalen Komponente, nicht auftritt. Während somit in der Frühphase des Verbrennungstraumas systolischer Blutdruck, Schockindex und Herzfrequenz unzuverlässige Kriterien zur Beurteilung des Volumenverlustes und zur Bestimmung der Substitutionsmenge darstellen, scheint der kontinuierlichen Messung des zentralen Venendruckes mehr Bedeutung zuzukommen. Wir erachten den ZVD in Zusammenhang mit der Hämatokritbestimmung und der Messung der stündlichen Urinmenge als wertvolles Kriterium zur Beurteilung der Volumensubstitution beim verbrannten Patienten.

Literatur

1. AHNEFELD, F. W.: Die initiale Phase der Verbrennungskrankheit. Mels. Med. Mitt. **39**, 157 (1965).
2. — Manuskript.
3. ALLGÖWER, M., SIEGRIST, J.: Verbrennungen. Berlin-Heidelberg-New York: Springer 1957.
4. — Die Schockphase der Verbrennung. Aesthet. Med. **8**, 229 (1960).
5. — BURRI, C., GRUBER, U. F., NAGEL, G.: Toxicity of burned mouse skin in relation to burn temperature. Surg. Forum **XIV**, 37 (1963).
6. — — — — Burn toxins. In: Physiopathology and treatment of burns. Ed.: J. Lorthioir. Bruxelles: Presses académiques européennes 1964.
7. — — CUENI, L., ENGLEY, F., FLEISCH, H., GRUBER, U. F., HARDER, F., RUSSELL, R.: Study of burn toxins. Ann. N. Y. Acad. Sci. **150**, 807 (1965).
8. BIRKE, G., LILJEDAHL, S. O., TROELL, L.: Studies on burns I. Acta chir. scand. Suppl. **228**, 1957.
9. BULL, J. P.: Klinische Aspekte des traumatischen Schocks. In: Schock, Pathogenese und Therapie. Berlin-Göttingen-Heidelberg: Springer 1962.
10. BURRI, C., ALLGÖWER, M.: Die toxische Wirkung steriler, verbrannter Haut bei Mäusen verschiedener Stämme. Schweiz. med. Wschr. **94**, 560 (1964).
11. — — Die Wirkung verbrannter, steriler Haut auf normale und RES-blockierte Mäuse. Z. ges. exp. Med. **138**, 378 (1964).
11 a. — — Die Wirksamkeit zweier Plasmaexpander im experimentellen Verbrennungsschock. Schweiz. med. Wschr. **94**, 816 (1964).
12. — BUCHMANN, B., MÜHLBAUER, R.: Vitalfärbungen bei Verbrennungen. Helv. chir. Acta **32**, 616 (1965).
13. COPE, O., MOORE, F. D.: Study of capillary permeability in experimental burns and burn shock using radioactive dyes in blood and lymph. J. clin. Invest. **23**, 241 (1944).
14. — — Redistribution of body water and fluid therapy of burned patient. Ann. Surg. **126**, 1010 (1947).
15. EVANS, E. I., PURNELL, O. J., BOBINETT, P. W., BATCHELOR, A. D. R., MARTIN, M.: Fluid and electrolyte requirements in severe burns. Ann. Surg. **135**, 804 (1952).
16. FOX, C. L., BAER, H.: Redistribution of potassium, sodium and water in burns and trauma and its relation to phenomena of shock. Amer. J. Physiol. **151**, 155 (1947).
17. GRANT, R. T., REEVE, E. B.: Observations on the general effects of injury in man. Spec. Rep. Ser. med. Res. Coun. No. 277. London 1951.
18. HOWARD, J. M., ARTZ, C. P., STAHL, R. R.: The hypertensive response to injury. Ann. Surg. **141**, 327 (1955).
19. LEACH, E. H., PETERS, R. A., ROSSITER, R. J.: Experimental thermal burns, especially moderate temperature burn. Quart. J. exp. Physiol. **32**, 67 (1943).
20. LILLEHEI, R. C.: Relationship of appearance of abnormal plasma hemin pigment to development of irreversible hemorrhagic shock in dogs. Circulat. Res. **6**, 438 (1958).
21. — LONGERBEAM, J. K., ROSENBERG, J. C.: Das Wesen des irreversiblen Schocks. In: Schock, Pathogenese und Therapie. Berlin-Göttingen-Heidelberg: Springer 1962.
22. MOYER, C. A.: An assessment of the therapy of burns. Ann. Surg. **137**, 628 (1953).
23. PHILLIPS, A. W., COPE, O.: An analysis of the effect of burn therapy on burn mortality. In: Research in burns. Ed.: C. P. Artz. Oxford: Blackwell 1962.

24. PRICE, PH. B., CALL, D. E., HANSEN, F. L., ZERWICK, C. J.: Penetration of heat in thermal burns. Surg. Forum IV, 433 (1953).
25. RICHARDS, D. W., COURNAND, A.: Circulation in shock. Mechanical and vaso-motor factors. Trans. Amer. Assoc. Phys., 1944.
26. SEVITT, S.: Local vascular changes in burned skin. Proc. roy. Soc. Med. 47, 225 (1954).
27. UNDERHILL, F. P., CARRINGTON, G. L., KAPSINOW, R., PACK, G. T.: Blood concentration changes in extensive superficial burns and their significance for systemic treatment. Arch. intern. Med. 32, 31 (1923).

I. Zusammenfassung und Schlußfolgerungen

Geschichte

Die erste Darstellung einer Pulsmessung geht auf die alten Ägypter (1550 v. Chr.) zurück, die Chinesen beachteten um 1000 v. Chr. bereits die Frequenz. Der große englische Physiologe HALES zeichnet für die ersten Messungen von arteriellem und venösem Druck und gleichzeitig für die ersten Schätzungen des Blutvolumens am Pferd. Es wird in der Folge ein Überblick über die weitere geschichtliche Entwicklung der einfachen Kreislaufgrößen gegeben.

Meßmethoden

Die Bestimmung der *Herzfrequenz* kann in der Peripherie digital, sphygmometrisch und plethysmographisch erfolgen. Die Sphygmometrie eignet sich vor allem zur Darstellung von Pulskurven und zur Ermittlung der Pulswellengeschwindigkeit, die Plethysmographie zur Beurteilung der Durchblutungsverhältnisse einer Extremität. Die Anwendung von photoelektrodischen Receptoren gestattet zwar die optische und akustische Erfassung der Pulszahl, ist aber aufwendig und störungsanfällig. Die zentrale Messung geschieht akustisch mit dem Stethoskop oder elektrokardiographisch unter Erfassung des QRS-Anstieges. Die Patientenüberwachung mit elektronischen Apparaten ist aufwendig und bei unruhigen Patienten wegen Verschiebung der Elektroden ungünstig. Die am häufigsten angewendete Methode der *Blutdruckmessung* ist diejenige nach RIVA-ROCCI-KOROTKOFF unter Verwendung von Manschetten und Quecksilbermanometern. Dabei hängt die Meßgenauigkeit von der Manschettenbreite ab. Bei der Verwendung von elektronischen Geräten besteht die Möglichkeit der blutigen Messung und der Verwendung von Druckmanschetten. Die blutige Messung bietet geringere Fehlerquellen, kann jedoch Gefäßschädigungen verursachen.

Die genauesten Ergebnisse der *Blutvolumenbestimmung* werden durch die getrennte Messung und Addition von Plasma- und Erythrocytenvolumen erreicht. Für den klinischen Gebrauch eignet sich die halbautomatische Volemetrontechnik. Sie weist bei sorgfältiger Durchführung Meßfehler von weniger als ± 5% auf.

Der *Schockindex* wird aus dem Quotienten $\frac{\text{Puls}}{\text{Blutdruck}}$ errechnet. Die exaktesten Messungen der einzelnen Größen geben die zuverlässigsten Werte.

Die *Bestimmung des ZVD* beruht auf einfacher Flüssigkeitsmanometrie. Ein silikonisierter PVC-Katheter (günstigstes Material) wird in die Vena cava vorgeschoben und mit der Infusions- und Meßeinheit verbunden. Vor- und Nachteile der verschiedenen möglichen peripheren Zugänge werden besprochen. Zur Bestimmung des äußeren 0-Punktes, den wir bei $^2/_5$ des Thoraxdurchmessers unter dem Sternum festlegen konnten, wurde eine Schublehre konstruiert, die auf diesen Punkt am Thorax des Patienten weist. Unsere Meßskala vermag mittels eines beidseitig ausschwenkbaren Armes diesen 0-Punkt abzutasten. Die eigentliche Messung des ZVD über ein Y-Besteck geschieht unter Abklemmen des Infusionsschlauches, so daß die Flüssigkeit unter atemsynchronen Schwankungen absinkt und sich dem in der Cava superior herrschenden Druck entsprechend stabilisiert.

Physiologischer Normbereich der einfachen Kreislaufgrößen

Die normale *Herzfrequenz* in Ruhe beträgt 60—80 Schläge in der Minute, nach eigenen Messungen an gesunden Männern verschiedenen Alters liegt der Mittelwert bei 70,69 ± 6,89. Eine physiologische Abnahme der Pulszahl findet sich im Kindesalter bei zunehmendem Wachstum, beim Erwachsenen im ruhigen Schlaf, nach längerem körperlichem Training und bei Anreicherung von Sauerstoff in der Einatmungsluft. Eine Zunahme der Herzfrequenz erzeugen Lagewechsel, Erregung, Arbeit, Erhöhung des Lungendruckes, Sauerstoffmangel, Gravidität und Geburt.

Die tiefsten Werte zeigt der Schwerathlet im Ruhezustand mit 40—50, die höchsten werden unter extremsten körperlichen Arbeiten mit bis zu 240 Schlägen/min erreicht.

Der physiologische Normbereich für den *systolischen Blutdruck* in Ruhe liegt zwischen 90 und 145 mm Hg, der Mittelwert unseres Kollektivs beträgt 132,25 ± 12,89. Schlaf, Orthostase, Hyperventilation und Erhöhung des intrapulmonalen Druckes bedingen einen Abfall, Wachstum, Lageänderung, Sauerstoffmangel, CO_2-Anreicherung, Verminderung des intrapulmonalen Druckes, Arbeit, Schwangerschaft und Geburt einen Anstieg der systolischen Werte. Die Streuung zwischen Ruhe und maximaler Arbeit reicht von 90—200 mm Hg.

Bei unserem Kollektiv liegt der Mittelwert des *Schockindexes* bei 0,54 ± 0,02. Im Wachstum findet sich ein Abfall von Werten um 1,5 beim Säugling, auf solche um 1,0 im 5. und 0,5 ab 16. Lebensjahr. Schlaf, Lagewechsel und Atemänderungen verändern den Schockindex kaum, unter Arbeitsbelastung erfährt er einen signifikanten Anstieg, ebenso unter der Geburt.

Die mit verschiedenen Verfahren gemessenen *Blutvolumina* liegen im Mittel beim Mann zwischen 69 und 89,5, bei der Frau zwischen 65 und 85,5 ml/kg Körpergewicht. Während des Wachstums erhöht sich die zirkulierende Blutmenge entsprechend der Zunahme der „lean body mass". Unsere Messungen an 110 kreislaufgesunden Männern ergaben einen Mittelwert von 72,8 ± 6,2 ml/kg Körpergewicht. Während die direkte Bestimmung des Blutvolumens verläßliche Resultate liefert, erscheint die Errechnung des individuellen Sollwertes, wie sie beim Kranken oder Verunfallten nötig wird, problematisch. Anhand unserer Messungen konnten wir in Abhängigkeit von Geschlecht, Gewicht und Habitus unserem technischen Vorgehen entsprechend brauchbare Sollwerte bestimmen. Dabei liegt der Sollwert für den Adipösen bei 65, für den Astheniker bei 70, für den Mitteltyp bei 75 und für den Athleten bei 80 ml/kg Körpergewicht. Die Frauen weisen ihrem Habitus entsprechend einen um 0,5 ml/kg Körpergewicht niedrigeren Wert auf.

Längere Bettruhe und plötzlich einsetzende Muskeltätigkeit, Erhöhung des O_2-Angebotes und Kälte vermindern die zirkulierende Blutmenge, Dauerleistung, O_2-Mangel und Gravidität erhöhen sie.

Die *Druckmessung im oberen Hohlvenensystem* durch Manometrie bedingt einen dem äußeren 0-Punkt der Meßskala angepaßten Normbereich. Wird der Nullpunkt auf Sternumhöhe angenommen (JAIKARAN-WOOD), liegt die Verteilung der Ruhewerte zwischen −5 und +3 cm Wasser, bei einem Referenzpunkt 10 cm über der Unterlage des Patienten zwischen 5 und 13 cm. Auf Grund radiologischer Untersuchungen geben wir einen äußeren 0-Punkt bei ²/₅ des Thoraxdurchmessers unter dem Sternum an mit einem Normbereich von 3—10 cm Wassersäule. Dieser Nullpunkt mit entsprechender Verteilung des physiologischen Ruhebereiches werden von SCHLAG, LUTZ, HOSSLI, DEBRUNNER und BÜHLER bestätigt. Er entspricht nach den beiden letztgenannten Autoren den anatomischen Verhältnissen. Schlaf, Hochlagerung des Oberkörpers, Wärme, gleichmäßige tiefe Atmung und Erniedrigung des intrathorakalen Druckes bewirken einen Abfall des zentralen Venendruckes um 1—4 cm Wasser. Erregung, Kopftieflage, Kälte, Überdruckbeatmung, erhöhter Druck im Thorax und Abdomen, Arbeitsbelastung sowie die Wehen unter der Geburt führen zu einer Erhöhung des ZVD.

Der Druck in den peripheren Venen ist von der Lokalisation der Meßstelle abhängig. Er wird durch Haltung der Extremität, lokalen Gefäßtonus, Gewebedruck, sowie anatomisch individuelle Venenverhältnisse in unterschiedlicher Weise beeinflußt. Eigene Untersuchungen am Kaninchen haben ergeben, daß die zentrale Messung auch unter standardisierten Bedingungen zuverlässigere Ergebnisse bringt. Der Druck in den peripheren Venen steht oft nicht im Zusammenhang mit den Verhältnissen im rechten Vorhof. Die Messung des peripheren Venendruckes sollte demnach auch am kleinen Spital zugunsten der zentralen Meßstelle aufgegeben werden.

Das Verhalten der einfachen Kreislaufgrößen beim akuten Volumenverlust

Die direkte volumetrische Bestimmung der nach Trauma oder Hämorrhagie anderer Genese zirkulierenden, effektiven Blutmenge gibt bei kritischer und sinnvoller Anwendung die zuverlässigsten Resultate. Wir benutzen dabei das von WILLIAMS u. FINE entwickelte halbautomatische Volemetron, dessen Fehlergrenze bei sorgfältigem Vorgehen unter $\pm 5^0/_0$ liegt. Durch direkte Messung wurde bei 176 Patienten nach akuten Blutungen der Verlust bestimmt und das Verhalten der einfachen Kreislaufgrößen in Beziehung zum Ausmaß der Blutung gesetzt. Entsprechende Angaben aus der Literatur ergänzen unsere eigenen Ergebnisse.

Die statistische Auswertung ergibt eine lineare Regression zwischen Volumenverlust und systolischem Druck, Herzfrequenz und zentralem Venendruck (ohne Thoraxverletzung), beim Schockindex verläuft die Regression exponentiell. Der zuverlässigste Parameter zur Diagnose eines akuten Blutverlustes ist nach den Ermittlungen mit einer mehrfachen Regression durch den Computer der *Schockindex*. Diese elektronisch erarbeitete Tatsache wird durch die Beobachtung gestützt, wonach bei Blutverlusten über $33^0/_0$ des Sollvolumens nur $60^0/_0$ unserer Patienten einen systolischen Druck < 100 mm Hg bei einem Puls $> 100/\text{min}$, $95^0/_0$ dagegen einen kritischen Schockindex $> 1,0$ aufweisen. Die Messung des zentralen Venendruckes erweitert die kreislaufdiagnostische Bedeutung des Schockindex in sinnvoller Weise.

Die Aufteilung unseres Patientenkollektivs nach Blutungsursachen ergibt einige weitere Gesichtspunkte:

1. Der systolische Blutdruck wird nach Thoraxtrauma signifikant stärker, nach intestinaler Hämorrhagie signifikant geringer als beim Extremitätentrauma oder intraperitonealer Blutung herabgesetzt.

2. Akute intraperitoneale Blutungen bewirken einen signifikant geringeren Anstieg der Herzfrequenz als Blutverluste anderer Genese: Bei dieser Blutungslokalisation sind Verluste um $50^0/_0$ notwendig, um die Herzfrequenz über 100 zu steigern. Diese „bradykarde" Kreislaufwirkung der intraabdominalen Blutung ist wahrscheinlich auf eine peritoneal ausgelöste Vagusreaktion zurückzuführen.

3. Die Ursache eines Blutverlustes beeinflußt auch den Schockindex signifikant: Akute Hämorrhagien mit Thoraxverletzungen bringen gegenüber inneren und Extremitätenblutungen signifikant höhere, intraperitoneale Volumenverluste dagegen signifikant schwächere Veränderungen dieses Parameters.

4. Bei Thoraxverletzungen besteht kein Zusammenhang zwischen Ausmaß des Volumenverlustes und zentralem Venendruck. Die Druckverhältnisse im Thorax (Pneu, Hämatopneu) beeinflussen den ZVD in stärkerem

Maße als Volumenverschiebungen. Bei allen übrigen Blutungsquellen besteht eine lineare Regression zwischen Volumenverlust und ZVD.

Der zentrale Venendruck erweist sich als funktionelle Größe in Abhängigkeit von venösem Angebot, Leistungsfähigkeit des rechten Herzens und Druckverhältnisse der Umgebung. Einen Abfall des ZVD bewirken Hypovolämie, Erweiterung der Gefäße und tiefe Inspirationen. Niedrigere Werte können zudem meßtechnisch bedingt sein. Auf der anderen Seite verursachen Herzinsuffizienz, mechanische Hindernisse in der zentralen Strombahn, erhöhter Druck im Thorax und Abdomen, mediastinale Prozesse (Emphysem, Hämatom), Hypervolämie und Zunahme des Gefäßtonus einen Anstieg des zentralen Venendruckes. Auch methodische Fehler können hohe Druckwerte ergeben. Ein akuter Blutverlust ist demnach nur von einem entsprechend niedrigen Venendruck begleitet, wenn die übrigen diese Meßgröße beeinflussenden Faktoren konstant sind. Eine massive Druckzunahme im Thorax, wie sie bei einem Spannungspneu auftritt, bewirkt trotz massivstem Volumenverlust gegenüber der Norm erhöhte Venendruckwerte.

Bei gesichertem Blutverlust und normalem oder erhöhtem ZVD ist demnach unverzüglich nach der entsprechenden Ursache zu suchen, die unter Umständen für den Patienten die größere vitale Gefährdung darstellt als der Blutverlust.

Die einfachen Kreislaufgrößen unter Volumenzufuhr und bei Hypervolämie

Beim Kreislaufgesunden ist auf die Volumenzufuhr nach akuter Blutung ein Anstieg des arteriellen und zentralvenösen Druckes bei Abfall von Herzfrequenz und Schockindex zu erwarten. Diese Reaktionen treten denn auch im Tierversuch regelmäßig auf. In unserem Patientenkollektiv verhalten sich der systolische Druck und der Schockindex unabhängig von der Blutungsquelle erwartungsgemäß. Die Herzfrequenz sinkt unter der Substitutionstherapie nach Extremitäten- und Thoraxverletzungen in den meisten Fällen. Nach intraabdominaler Blutung steigt sie in der Mehrzahl der Fälle zunächst an. Diese bei intraperitonealer Hämorrhagie ausgeprägte Reaktion kann auf die bei dieser Blutungslokalisation typische bradykarde Ausgangslage zurückgeführt werden. Der zentrale Venendruck zeigt bei allen kreislaufgesunden Patienten mit normalem Thoraxdruck eine ansteigende Tendenz. Bei erhöhtem intrathorakalem Druck führt dessen Entlastung durch Drainage bei gleichzeitiger Transfusionstherapie zu einem Abfall des ZVD. Die Druckverhältnisse im Thoraxraum beeinflussen demnach den Druck in der Cava in ausgeprägterem Maße als ausgedehnte Volumenverschiebungen.

Eine spezielle Reaktion zeigt der ZVD auf Volumenzufuhr nach längerdauerndem Schockzustand sowohl im Tierversuch als auch beim kreislaufgesunden Patienten. Die vollständige Wiederauffüllung des intravasalen Volumens bringt den Druck im Hohlvenensystem nicht in den Normbereich. Es bedarf dazu einer „Überladung" des Kreislaufs. Die Notwendigkeit dieser Maßnahme wird von amerikanischen Autoren anhand von Beobachtungen an Kriegsverletzten bestätigt. Die kontinuierliche Messung des ZVD bietet bei diesem Vorgehen das zuverlässigste Kriterium.

Auch beim kardial vorgeschädigten Patienten erweist sich der zentrale Venendruck als wichtigstes Hilfsmittel zur Dosierung der Substitutionsmenge nach Blutverlusten. In seltenen Fällen vorbestehender Überlastung des linken Herzens kann ohne entsprechende Reaktion des rechten Vorhofsdruckes ein Lungenödem auftreten.

Massive Kreislaufüberladung bewirkt beim gesunden, vor allem aber beim kardial vorgeschädigten Patienten einen Abfall des systolischen Druckes mit Anstieg von Puls, Schockindex und ZVD. Nach einem akuten Volumenverlust stehen uns zur Unterscheidung von ungenügendem oder übermäßigem Ersatz mit dem zentralen Venendruck und der direkten Messung der zirkulierenden Blutmenge zwei weitgehend sichere Kriterien zur Verfügung.

Die einfachen Kreislaufgrößen beim septischen Zustandsbild

Beim infektiös-toxischen Geschehen stellen verschiedene Autoren unterschiedliche Kreislaufgrößen in den Vordergrund diagnostischer Überlegungen und entsprechenden therapeutischen Konsequenzen. In unserem Krankengut können wir eine Korrelation zwischen Volumensituation und Herzfrequenz sowie ZVD nachweisen. Die bei unseren Patienten bewußt durchgeführte Volumenexpansion beim septischen Schock vermochte zwar die Herzfrequenz zu verlangsamen und den ZVD anzuheben, hatte aber kaum Einfluß auf systolischen Druck und Schockindex. Diese Beobachtung zeigt deutlich, daß beim infektiös toxischen Patienten gleichzeitig mit der Erstellung des individuellen Bedarfsvolumens andere therapeutische Maßnahmen zu ergreifen sind: Gezielte antibiotische und kardiale Therapie, Corticoide in pharmakologischer Dosierung, Korrektur von Elektrolyt-, Atmungs- und metabolischen Störungen, Beeinflussung der beeinträchtigten Mikrozirkulation sowie möglicherweise in einem weiteren Schritt der Einsatz vasoaktiver Substanzen.

Anhand von 6 einzelnen Fällen kann gezeigt werden, daß die einfachen Kreislaufgrößen auch im septischen Krankheitsgeschehen wertvolle Kriterien zur Beurteilung des Gesamtbildes darstellen. Aus dieser Zusammenstellung geht zudem hervor, daß der septische Schockzustand durch entsprechende therapeutische Schritte in verschiedenen Stadien durch unterschiedliche Therapiemaßnahmen günstig beeinflußt werden kann.

Die einfachen Kreislaufgrößen bei Verbrennungen

Ausgedehnte, tiefe Verbrennungen bewirken neben ausgeprägten Plasmaverlusten eine durch maximale Catechinaminausschüttung bedingte massive Vasoconstriction mit Erhöhung des peripheren Widerstandes. Diese Tatsache erklärt den bei praktisch allen Patienten ermittelten normalen oder gar im Sinne der hypertonen Traumareaktion erhöhten systolischen Druck. Durch eine gleichzeitig vorhandene vagale Reaktion bleibt auch die Herzfrequenz und der Schockindex im Normbereich. Die periphere Vasoconstriction ohne Erhöhung der Schlagfolge des Herzens führt zusammen mit dem entsprechenden Volumenverlust zu einer Verminderung des venösen Angebotes. Entsprechend diesen Tatsachen sind der ZVD und die direkte Volumenmessung in der unmittelbar posttraumatischen Phase die einzigen der untersuchten Kriterien, die den vorhandenen Plasmaverlust erfassen lassen: Zur Dosierung des Volumenersatzes werden neben der kontinuierlichen Messung des zentralvenösen Druckes vor allem die Hämatokritbestimmung, die Messung der stündlichen Urinmenge und die Bestimmung des Körpergewichtes empfohlen.

Experimentelle Medizin, Pathologie und Klinik